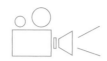

（懂点中医，护卫家人健康）

从基础理论到实践操作，跟着视频由浅入深、轻松掌握

视频讲透
《本草良方》

视频讲解　白话解读　简单易懂　一看就会

马建华／主编

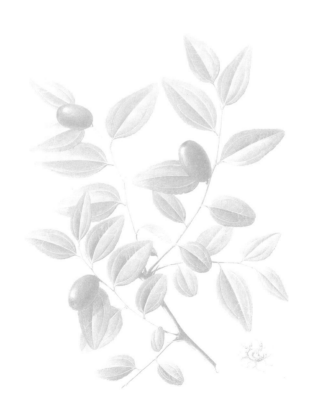

天津出版传媒集团

天津科学技术出版社

图书在版编目（CIP）数据

视频讲透《本草良方》/ 马建华主编 . -- 天津：
天津科学技术出版社，2024. 4
ISBN 978-7-5742-0856-8

Ⅰ.①视… Ⅱ.①马… Ⅲ.①中草药—养生（中医）—
图解 Ⅳ.①R212-64②R243-64

中国版本图书馆CIP数据核字（2023）第033993号

视频讲透《本草良方》
SHIPIN JIANG TOU BENCAOLIANGFANG

策划编辑：杨　䚡
责任编辑：孟祥刚
责任印制：兰　毅
出　　版：天津出版传媒集团
　　　　　天津科学技术出版社
地　　址：天津市西康路 35 号
邮　　编：300051
电　　话：（022）23332490
网　　址：www.tjkjcbs.com.cn
发　　行：新华书店经销
印　　刷：唐山富达印务有限公司

开本 787×1092　1/16　印张 16　字数 160 000
2024 年 4 月第 1 版第 1 次印刷
定价：128.00 元

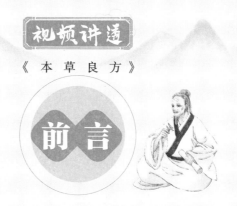

前言

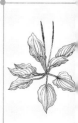

中国人民对中草药的探索历史可谓源远流长，从最早的"神农尝百草"，到秦汉时期众多医学家搜集整理的《神农本草经》，再到明朝李时珍的"中国第一药典"《本草纲目》……时至今日，中草药可以说已经成为中国人几千年来同疾病做斗争的宝贵遗产。

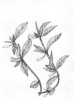

中药是中医预防、治疗疾病所使用的独特药物，也是中医区别于其他医学的重要标志。中药主要由植物药和矿物药组成，其中植物药占中药的大多数，故中药也称中草药。以草入药的方法经久不衰，由此可见，植物的作用不可小觑。我们身边的很多植物都有着我们意想不到的药用价值，它们的根、茎、叶、果，甚至种子皆可入药，在祛病养生方面卓有效果。

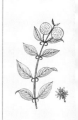

为了使中草药更好地为大众的健康服务，本书精心选取了临床常用的中草药，对每种草药都分别从其植物形态、生境分布、采集方法、功效主治、实用良方等方面予以详细的介绍，并配有大量高清手绘草药图，以便读者能全面地了解中草药的价值，传承中草药的医学应用，将中医药学发扬光大。

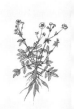

需要说明的是，书中所列药名由于年代久远，各地品种繁杂，有同药异名、异药同名和药名不一的现象，使用时请核对。另外，使用本书方药时一定要因人而异，临床仍须辨证施治，务必遵医嘱应用。

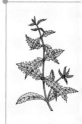

鉴于编者学识浅薄，时间仓促，不足或错谬之处，希望广大读者提出批评意见，以便再版时加以改正。

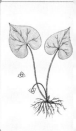

清热良药

解表良药

泻下良药

视频讲透《本草良方》

清热良药

以清泄里热为主要作用的药物。可分为清热泻火药、清热燥湿药、清热凉血药、清热解毒药和清虚热药。

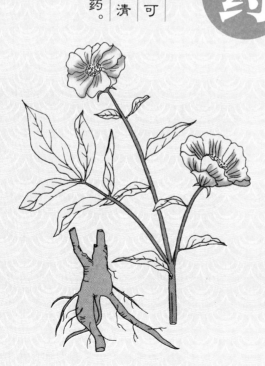

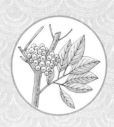

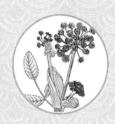

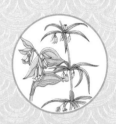

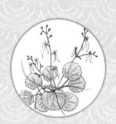

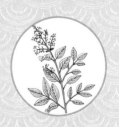

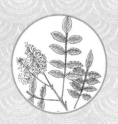

中医视频课

金银花

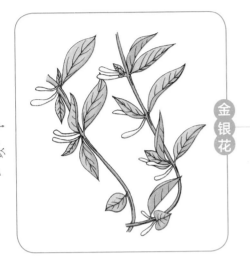

金银花

别名

忍冬花、银花、金花、金藤花。

性味归经

性寒，味甘。归肺、胃经。

功效主治

清热解毒，疏散风热。主治咽喉肿痛，肠痈，风热感冒，温病初起，热毒血痢等症。

药物禁忌

脾胃虚寒及气虚疮疡脓清者忌服。

药材来源

金银花为忍冬科植物忍冬、红腺忍冬、毛萼忍冬等的干燥花蕾或初开的花。

植物概说

忍冬茎空心，老枝淡棕色，光滑无毛，嫩枝绿色，有黄色柔毛。叶对生，卵圆形至长卵形，常绿。幼叶两面有黄柔毛，老叶近无毛。夏初开花；成对生在叶腋，管状；初开时白色，芳香，后变为金黄色，故称金银花。浆果球形，黑色。

药材加工

在花蕾上端膨大并呈现出白色但尚未开放时采摘最为适宜，摘下后立即晒干，亦可烘干。生品去除杂质、筛去灰屑。炒金银花要将其置热锅内用文火拌炒，黄色为度，取出摊开晾凉。金银花炭是用中火炒至焦褐色，喷少许清水，灭火后炒干，取出晾凉。

生境分布

忍冬多生长于山坡灌丛或疏林中、石堆或路旁，全国各地均有分布，主要分布于山东、陕西、河北、河南、湖北、江西、广东等地。

对症良方

附方一

配方： 金银花、连翘各一两，竹叶、荆芥穗各四钱，牛蒡子、薄荷、苦桔梗各六钱，淡豆豉、甘草各五钱。

用法： 共研粗末，每服六钱，用鲜芦根汤煎服。

主治： 发热口渴，微恶风寒，咳嗽，咽痛。

附方二

配方： 生石膏一两，玄参、野菊花、金银花、连翘、丹皮各四钱，薄荷、射干、贝母各二钱，甘草一钱。

用法： 清水煎服，至愈而止。

主治： 核子瘟（鼠疫）。

附方三

配方： 还筒子、芡实各半两，金银花、破故纸（酒浸，春三、夏一、秋二、冬五日，焙研末）各二两。

用法： 各研末，蜜糊丸梧子大（绿豆大小）。每服五十九，空心盐汤、温酒任下。

主治： 益气固精。

知 母

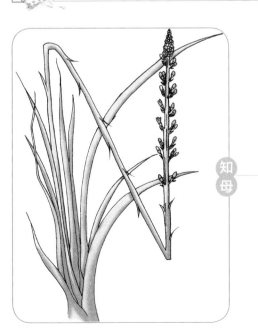

知母

别　名

> 蚳母、野蓼。

性味归经

> 性寒，味苦、甘。归肺、胃、肾经。

功效主治

> 清热泻火，生津止渴，滋阴退蒸。主治消渴症、体内发热，能驱除热邪之气，治疗肢体浮肿，能使体内水气下泄，补益身体的虚损不足，增益气血。

药物禁忌

> 脾虚便溏者忌服。不宜用铁器煎熬或盛置。

药材来源

知母为百合科植物知母的根茎。

植物概说

知母根茎匍匐，其上密被老叶枯凋后残留的基部，常分裂成纤维状，带黄褐色。叶由基部丛生，广线形，质稍硬，基部扩大呈薄膜状，包着根茎，先端尖细。花白色或紫堇色，总状花序。蒴果三角状卵圆形，黑色。

·药·材·加·工·

春天、秋天采挖，去除须根和泥沙之后晒干，就是毛知母；也可去除外皮之后晒干。用时可切片，也可生用，或盐水炙用。

生境分布

知母生长于荒山、荒漠等恶劣环境中，在我国各地都有分布，其中主要分布于河北。

对症良方

附方一

配方： 知母六两，石膏一斤，粳米六合，人参三两，甘草二两。

用法： 先以水一斗二升，煮米熟，去米内诸药，煮取六升，去滓温服一升，日三服。

主治： 伤寒消渴。

附方二

配方： 知母六两，石膏一斤，甘草（炙）二两，粳米六合。

用法： 上药四味，以水一斗二升，煮取米烂，去滓，加桂心三两，煎取三升，分温三服，覆令汗，先寒发热，汗出者愈。

主治： 壮热面赤，烦渴引饮，大汗恶热。

附方三

配方： 知母（洗焙）一两。

用法： 为末，枣肉丸弹子大。每服一丸，人参汤下。

主治： 妊娠子烦，因服药致胎气不安，烦不得卧者。

天花粉

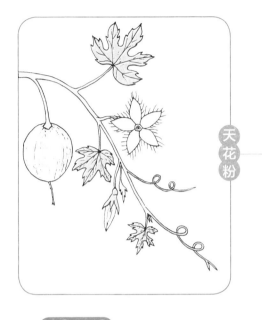

别　名

花粉、栝楼根、地楼。

性味归经

性凉，味甘、微苦。归肺、胃经。

功效主治

清热生津，润肺化痰，消肿排脓。主治热病烦渴，消渴，肺热燥咳等症。

药物禁忌

脾虚泄泻者忌服。

药材来源

天花粉为葫芦科植物栝楼、双边栝楼的干燥根。

植物概说

栝楼的茎有浅纵沟。卷须生于叶腋。叶互生，叶片近圆形，边缘有疏齿或缺刻。花白色，雄花生于花梗顶端，花瓣细裂成丝状；雌花单生于叶腋。瓠果卵形，成熟时黄褐色，内有肉质瓜瓤。种子瓜子形，卵状，棕色。块根粗长，柱状，肥厚，外皮灰黄色，断面白色，肉质。

药材加工

深秋挖根，刮去粗皮，切段晒干或烘干。

生境分布

栝楼多生长于山坡草丛、林边或阴湿的山谷中，也可人工栽培。栝楼在我国大部分地区都有分布，主要分布于河南、山东、江苏、安徽、贵州、广西等地。

对症良方

附方一

配方： 生山药一两，生黄芪五钱，葛根一钱半，知母六钱，天花粉、五味子各三钱，生鸡内金二钱。

用法： 水煎服。

主治： 口渴尿多，小便频数、浑浊，困倦气短。

附方二

配方： 天花粉、川芎各四两，槐花一两。

用法： 上药为末，米糊丸梧子大。每空心淡姜汤下七八十九。

主治： 杨梅天泡。

夏枯草

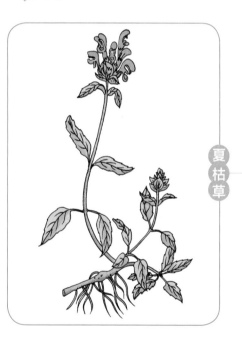

夏枯草

别　名

棒槌草、铁色草、大头花、夏枯头。

性味归经

性寒，味苦、辛。归胆、肝经。

功效主治

清肝明目，散结解毒，平肝潜阳。主治身体恶寒发热，瘰疬，鼠瘘，头疮，小腿肿痛，湿痹症，具有使身体轻巧的功效。

药物禁忌

脾胃虚弱者、气虚者忌服。

药材来源

夏枯草为唇形科植物夏枯草的干燥果穗。

植物概说

夏枯草的茎呈方形，基部匍匐，全株密生细毛。叶对生，近基部的叶有柄，上部叶无柄；叶片椭圆状披针形，全缘，或略有锯齿。轮伞花序顶生，呈穗状。花期5—6月。小坚果褐色，长椭圆形，具三棱。果期6—7月。

生境分布

夏枯草通常生长在山沟、湿地或河岸两旁的湿草丛、荒地等，分布于江苏、安徽、浙江、河南等地。

药·材·加·工

夏天采收，等到果穗呈棕红色时采收最为适宜，去除杂质晒干待用。

对症良方

附方一

配方：夏枯草半两，香附子一两。

用法：共研为末。每服一钱，茶汤调下。

主治：肝虚目痛。

附方二

配方：夏枯草（花开时采，阴干）。

用法：为末。每服二钱，米饮下，食前。

主治：赤白带下。

谷精草

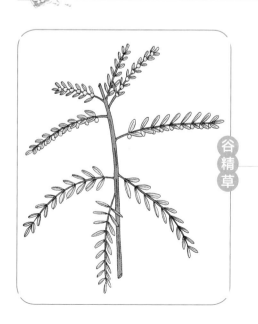

谷精草

别名

珍珠草、移星草、戴星草、文星草。

性味归经

性平，味辛、甘。归胃、肝经。

功效主治

疏散风热，明目，退翳。主治结膜炎，角膜炎，视神经萎缩等症。

药物禁忌

阴虚血亏所致之目疾者忌服。忌铁。

药材来源

谷精草为谷精草科植物谷精草的带花茎的头状花序。

植物概说

谷精草叶簇生，线状披针形，先端稍钝，无毛。花茎多数，簇生，鞘部筒状，上部斜裂；头状花序半球形，总苞片倒卵形，苞片膜质，楔形，于背面的上部及边缘密生白色棍状短毛；用手揉碎花序，可见多数黑色花药及细小黄绿色未成熟的果实。

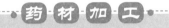

药材加工

通常在秋天采收，采收时需要将花茎与花序一起拔出，晒干。

生境分布

谷精草多生长于稻田或池沼边等潮湿处，分布于浙江、江苏、安徽、广东、湖南、湖北、贵州、云南等地。

对症良方

附方一

配方： 谷精草、防风等份。

用法： 上药为末，米饮服之，甚验。

主治： 目中翳膜。

附方二

配方： 羖羊肝一具，谷精草一撮。

用法： 羖羊肝不用水洗，竹刀剖开，入谷精草一撮，瓦罐煮熟，日食之，屡效。忌铁器。如不肯食，炙熟，捣做丸绿豆大。每服三十九，茶下。

主治： 小儿雀盲，至晚忽不见物。

附方三

配方： 谷精草二钱，地龙三钱，乳香一钱。

用法： 为末。每用半钱，烧烟筒中，随左右熏鼻。

主治： 脑痛眉痛。

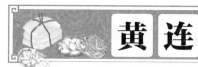

黄连

中医视频课

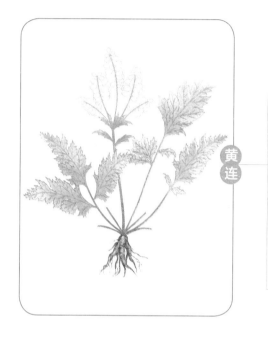

黄连

别　名

云连、雅连、王连。

性味归经

性寒，味苦。归心、肝、胃、大肠经。

功效主治

泻火，燥湿，明目，解毒，杀虫。主治热邪目痛，眼角损伤流泪，腹泻，腹痛，痢疾及妇女阴中肿痛等症。

药物禁忌

凡阴虚烦热、胃虚呕恶、脾虚泄泻、五更泄泻者慎服。

药材来源

黄连为毛茛科植物黄连、三角叶黄连、云连的干燥根茎。

植物概说

黄连的根状茎为黄色，常分枝，密生多数须根。它的叶有长柄，无毛。叶片的边缘长着锐利的锯齿，表面沿叶脉部分覆盖着短柔毛，其余则无毛。

药·材·加·工

秋天进行采挖后，先大体上去除须根和泥沙，待其干燥后撞去残留的须根。炮制时去除杂质，润透后切成薄片并晾干，也可以在使用时捣碎。

生境分布

黄连既有野生，也可人工栽培，在山地林中或山谷阴处长势较好，主要分布于我国四川、贵州、湖南、湖北、陕西南部等地。

对症良方

附方一

配方：黄连、甘草（炙）、干姜、桂枝各三两，人参二两，半夏（洗）半升，大枣（劈）十二枚。

用法：上七味，以水一斗，煮取六升，去滓，温服一升，日三服，夜三服。

主治：伤寒，腹痛，欲呕。

附方二

配方：黄连三两，黄芩、黄柏各二两，栀子十四枚。

用法：上四味切，以水六升，煮取二升，分二服。

主治：大热烦躁，口燥咽干，错语不眠，热病吐血，热甚发斑，痈肿疔毒，小便赤黄。

附方三

配方：黄连六两，吴茱萸一两。

用法：上药为末，水丸或蒸饼为丸，白汤下五十九。

主治：呕吐吞酸，胁痛口苦。

黄芩

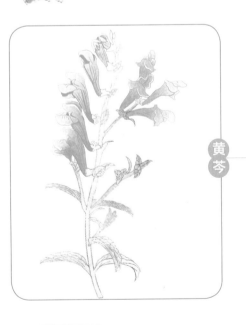

黄芩

别　名

子芩、空肠、腐肠。

性味归经

性寒，味苦。归心、胆、肺、大肠经。

功效主治

清热燥湿，泻火解毒，止血，安胎。主治湿热下痢，湿热黄疸，高热烦渴，肺热咳嗽，痈肿疮疡，胎热不安，血热出血等症。

药物禁忌

脾胃虚寒、食少便溏者忌服。

药材来源

黄芩为唇形科植物黄芩的干燥根。

植物概说

黄芩的主根又长又大，略呈圆锥状，外皮为褐色。茎呈方形，基部多分枝，光滑或被短毛。叶对生，卵状披针形、披针形或线状针形。无柄或有短柄。总状花序腋生，花偏向一方；萼钟形，被白色长柔毛，先端5裂；花冠呈唇形，筒状，紫色，表面被白色短柔毛。小坚果近圆形，黑色。

药材加工

春天和秋天采挖，去除须根和泥沙，略微晒过之后撞去粗皮，接着晒干。炮制时先去除杂质，在沸水中煮十分钟，取出之后闷透，切成薄片并干燥；也可以蒸半小时之后再切成薄片，待其自然干燥，不可曝晒。

生境分布

黄芩多生长在草原、干燥砾质的山坡，分布于黑龙江、吉林、辽宁、河北、河南、山东、四川、云南、山西、陕西、甘肃、内蒙古等地。

对症良方

附方一

配方： 黄芩三两，芍药、炙甘草各二两，大枣（擘）十二枚。

用法： 上四味，以水一斗，煮取三升，去滓，温服一升，日再，夜一服。

主治： 身热，口苦，腹痛下利。

附方二

配方： 柴胡半斤，黄芩、人参、炙甘草、生姜各三两，半夏半升，大枣十二枚。

用法： 上七味，以水一斗二升，煮取六升，去滓，再煎取三升，温服一升，日三服。

主治： 妇人伤寒，黄疸，疟疾。

附方三

配方： 黄芩（酒炒）、黄连（酒炒）各五钱，陈皮、生甘草、玄参、柴胡、桔梗各二钱，连翘、板蓝根、马勃、牛蒡子、薄荷各一钱，僵蚕、升麻各七分。

用法： 上药为末，汤调，时时服之，或蜜拌为丸，嚼化。

主治： 恶寒发热，头面红肿，目不能开，咽喉不利，舌燥口渴。

虎杖

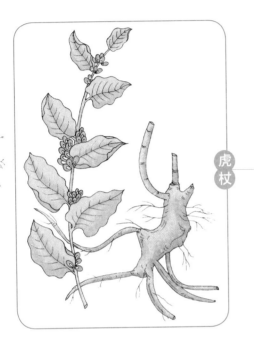

虎杖

别名

苦杖、酸杖、老君丹。

性味归经

性凉，味微苦。归肝、胆、肺经。

功效主治

祛风利湿，化痰止咳。主治手足肿，疼痛欲断等症。

药物禁忌

经期女性、孕妇、腹泻者、过敏体质者忌服。

药材来源

虎杖为蓼科植物虎杖的根茎及根。

植物概说

虎杖的根状茎横生于地下，表面暗黄色。茎中空，直立，分枝，表面散生多数紫红色斑点。单叶互生，阔卵形，先端短尖，基部阔楔形或圆形，叶脉两面均明显，叶缘具极小的锯齿，茎节上具膜质的托叶鞘，抱茎。两性花，圆锥花序，白色。果三角形，黑褐色，光亮，有翅。

药材加工

春天和秋天采挖，去除须根，洗净之后趁鲜切成厚片或短段，晒干后待用。

生境分布

虎杖多生长于沟边、荒坡近阴湿处，我国各地均有分布。

附方一

配方：虎杖、豌豆、甘草各等份。

用法：煎水洗浴，然后用滑石粉扑敷在身上。

主治：风毒热疮。

附方二

配方：虎杖（烧过）、海浮石、乌贼鱼骨、丹砂各等份。

用法：上药为末，渴时以麦门冬汤服二钱，日三次。忌酒色鱼面鲊酱生冷。

主治：消渴引饮。

附方三

配方：虎杖、人参、青盐、白术、细辛各一两。

用法：作一服，水煎，细饮尽便愈。

主治：气奔（人忽遍身皮底混混如波浪声，痒不可忍，抓之血出不能解）。

対症良方

龙 胆

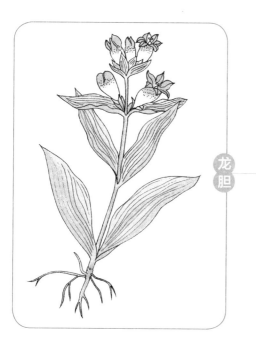

龙胆

别　名

草龙胆、龙胆草、胆草。

性味归经

性寒，味苦。归肝、胆经。

功效主治

泻肝胆实火，除下焦湿热，解毒止痛。主治头胀头痛，目赤肿痛，耳聋耳肿，小便淋痛等症。

药物禁忌

脾胃虚弱作泄者、无湿热实火者忌服。忌空腹服用。

药材来源

龙胆为龙胆科植物龙胆、条叶龙胆、三花龙胆的根及根茎。

植物概说

龙胆的根状茎短，周围簇生多数细长圆柱状根，根稍肉质，土黄色或黄白色。茎直立，粗壮，粗糙。叶对生，无柄，基部叶甚小，鳞片状；中部及上部叶卵形、卵状披针形或狭披针形。花无梗，蓝紫色。蒴果矩圆形，有短柄。种子细小，线形而扁，褐色，四周有翅。

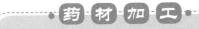

药材加工

秋天采挖，选大的去除茎叶，洗净，切断，晒干。

生境分布

龙胆生长在山坡草地、路边、河滩、灌丛中、林缘及林下、草甸，主要分布于内蒙古、黑龙江、吉林、辽宁、贵州、陕西、湖北、湖南、安徽、江苏、浙江、广东、广西等地。

对症良方

附方一

配方： 龙胆根（切细）。

用法： 放生姜汁中浸一夜，焙干，捣为末，取一茶匙，水煎，温服。

主治： 四肢疼痛。

附方二

配方： 龙胆一两，苦参三两。

用法： 共研为末，加牛胆汁和成丸子，如梧子大。每服五丸，一天服三次；如不愈，可稍稍增加药量。治劳疸，可增加龙胆一两、栀子仁三至七枚，以猪胆代牛胆和丸。

主治： 谷疸、劳疸。

附方三

配方： 龙胆一两。

用法： 去头，锉碎，加水二碗，煮成一碗。头天晚上停食，第二天清晨将药一顿服完。

主治： 蛔虫攻心。

败酱草

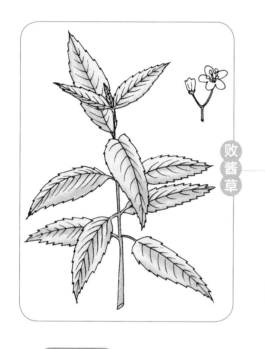

别　名

苣菜、泽败、马草。

性味归经

性寒，味辛、苦。归肺、肝、大肠经。

功效主治

清热解毒，消痈排脓。主治急、慢性阑尾炎，肺脓肿，肺炎等症。

药物禁忌

脾胃虚弱者忌服。

药材来源

败酱草为多年生草本植物黄花龙芽、白花败酱的根状茎、根或全草。

植物概说

黄花龙芽的根茎粗壮，须根较粗，有特殊臭气。茎直立，节间长。基生叶丛生，有长柄，叶片长卵形，先端尖，边缘有粗齿；茎生叶对生，几无柄，叶片羽状全裂或深裂，顶裂片较大，两侧裂片呈披针形或条形，叶缘有粗锯齿，两面有粗毛。聚伞圆锥花序，顶生。瘦果椭圆形，有三棱。

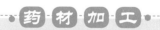

药材加工

全草在夏天、秋天采割，洗净之后晒干。根在春天、秋天采挖，去除茎叶之后洗净晒干。

生境分布

黄花龙芽多生长于山坡、草地和路旁，我国绝大部分地区有分布。

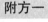

对症良方

附方一

配方：败酱、当归各六分，续断、芍药各八分，川芎、竹茹各四分，生地黄（炒）十二分。

用法：上药以水二升，煮取八合，空心服。

主治：产后恶露，七八日不止。

附方二

配方：败酱草、当归各六分，川芎、白芍、桂心各六分。

用法：水煎，分二次服之。

主治：产后腰痛。

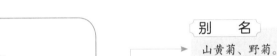

野菊花

中医视频课

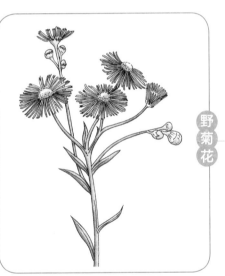

野菊花

别名

山黄菊、野菊。

性味归经

性凉，味苦、辛。归肺、肝经。

功效主治

清热解毒，疏散风热，平肝明目。主治风热感冒，肺炎，白喉，胃肠炎，高血压等症。

药物禁忌

气虚胃寒、食少泄泻者慎服。忌与鸡肉、猪肉、芹菜同食。

药材来源

野菊花为菊科植物野菊的花。

植物概说

野菊的茎基部匍匐，上部直立，多分枝，被细柔毛。叶互生，叶片卵状椭圆形，羽状分裂，边缘有粗锯齿，背面绿白色，两面有毛。头状花序顶生或腋生，金黄色。花、叶揉碎有浓烈香气。

生境分布

野菊多生长于低山脚下、溪边、路旁，全国大部分地区均有分布。

·药·材·加·工·

秋天、初冬采摘，在花刚刚开放时采摘最好，晒干或者先蒸再晒干。

对症良方

附方一

配方：野菊花根，枣木。

用法：上药煎汤洗之。

主治：天泡湿疹。

附方二

配方：野菊花叶。

用法：捣烂，四围敷之，其肿自消。或以蜗牛同面研敷之，亦有效。

主治：痄腮。

附方三

配方：夏日采苍耳叶，秋日采野菊花。

用法：共研为末。每服三钱，酒送下。

主治：无名肿痛。

青黛

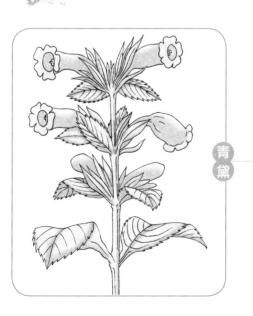

青黛

别　名

靛花、青蛤粉。

性味归经

性寒，味咸。归肝、肺、胃经。

功效主治

清热解毒，凉血消斑，清肝泻火，定惊。主治温病热盛，斑疹，咯血，咽痛口疮，小儿惊痫，丹毒，蛇虫咬伤等症。

药物禁忌

中寒者忌服。

药材来源

青黛为爵床科植物马蓝、蓼科植物蓼蓝、十字花科植物菘蓝的叶或茎叶制成的干燥粉末或团块。

植物概说

马蓝为多年生草本，茎直立，一米左右，有明显的茎节，常成对分枝，有钝棱。叶对生，先端渐尖，呈倒卵状长圆形或椭圆披针形。穗状花序顶生，花冠筒状，紫色。蒴果棒状，内含卵形种子四枚。

· 药 材 加 工 ·

夏天、秋天采收茎叶，去除杂质之后过箩。炮制飞青黛要将茎叶放入乳钵，加入适量的清水混合，研细之后再次加入适量清水并轻轻搅动，让细粉悬浮上来后倒进容器之内，将沉淀后的粉末晒干研细即可。

生境分布

马蓝多生长在溪流岸边，分布于广东、广西、贵州、四川、福建、浙江、云南、海南等地。

对症良方

附方一

配方： 青黛，栀子，黄连，犀角，知母，玄参，生地黄，石膏，柴胡，人参，甘草。

用法： 和生姜、大枣同煎，临服加醋一匙。

主治： 皮肤斑疹，色红而深，发热不退，口渴烦躁，舌质苔红，苔干少液等。

附方二

配方： 猬刺、枣针、白芷、青黛各等份。

用法： 上药为末，吸入与病眼同侧的鼻孔中，口含冷水。

主治： 眼睫倒刺。

附方三

配方： 铅白霜、甘草各半两，青黛一两。

用法： 上药为末，醋糊丸芡子大。每含咽一丸，立效。

主治： 喉痹肿痛。

连翘

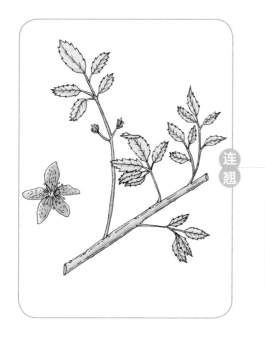

别　名

旱莲子、大翘子、空壳。

性味归经

性凉，味苦。归肺、心、胆经。

功效主治

清热解毒，消肿散结。主治身体恶寒发热，鼠瘘，瘰疬，痈肿，恶疮，瘿瘤，结热，蛊毒等恶性疾病。

药物禁忌

脾胃虚弱者，气虚发热者，痈疽已溃、脓稀色淡者忌服。

药材来源

连翘为木樨科植物连翘的干燥果实。

植物概说

连翘为落叶灌木，枝条下垂，有四棱，髓中空。叶对生，卵形至椭圆状卵形，先端锐尖，边缘有锯齿，有羽状复叶。花先于叶开放，花冠金黄色，有红色条纹。蒴果卵圆形，表面散生有瘤点。

·药·材·加·工·

秋天在果实刚刚成熟还带有绿色时采收，去除杂质，蒸熟之后晒干，称为青翘；如果等果实熟透时采收，晒干，去除杂质，称为老翘。

生境分布

连翘多生长在山坡灌丛、林中或草丛中，分布于河北、山西、陕西、甘肃、宁夏、山东、江苏、河南、江西、湖北、四川及云南等地。

对症良方

附方一

配方： 连翘草及根各一升。

用法： 加水一斗六升，煮成三升服。出汗为见效。

主治： 痈疽肿毒。

附方二

配方： 连翘、胡麻各等份。

用法： 共研为末，随时吞服。

主治： 瘰疬结核。

附方三

配方： 连翘（去心研）、柴胡、地骨皮、龙胆、钩藤、黄连、栀仁（炒黑）、黄芩（酒炒）、麦冬（去心）、木通、赤苓（去皮）、车前子、枳实（炒）各四分，甘草、薄荷各二分，滑石末八分，灯芯草一团，淡竹叶三片。

用法： 水煎，分数次服。凡急惊初起，宜服此剂，如服后痰热未除，宜使之微泄。

主治： 小儿急惊风。

射干

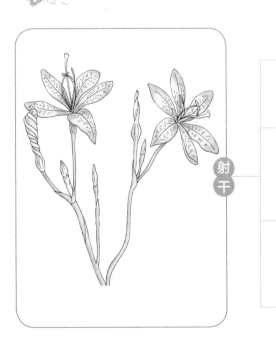

射干

别名

乌扇、乌吹、乌蒲、扁竹、草姜。

性味归经

性寒，味苦。归肺、肝经。

功效主治

清热解毒，祛痰利咽。主治咳嗽气喘，吸气困难，咽喉疼痛不减消，以至不能呼吸等症。

药物禁忌

脾虚便溏者忌服，孕妇忌用或慎用。

药材来源

射干为鸢尾科植物射干的根茎。

植物概说

射干根茎粗壮，颜色为鲜黄色，呈不规则结节状，表面皱缩，有较密的环纹。茎直立，茎生叶2列，扁平，剑形，基部抱茎，叶脉平行。夏天抽出长约1米的花茎，总状花序顶生，花橘黄色而带有暗红色斑点。蒴果椭圆形，有3条纵棱，3瓣裂。种子黑色，近球形。

· 药 · 材 · 加 · 工 ·

秋天射干的地上部分枯萎后刨出根，去除泥土和叶柄后晒干。随后去除杂质，洗净，润透，切成薄片后干燥待用。

生境分布

射干通常生长在树林边缘及山坡草地上，主要分布于黄河以南各地，包括湖北、湖南、陕西、江苏、河南、安徽、浙江、云南等地。

对症良方

附方一

配方：射干花根，山豆根。

用法：阴干为末，吹入喉部。

主治：咽喉肿痛。

附方二

配方：射干根（生于水边者为最好）。

用法：研汁一碗，服下即通。

主治：二便不通，诸药不效。

附方三

配方：生射干、猪脂各四两。

用法：合煎令微焦，去滓，每噙枣许取瘥。

主治：伤寒咽闭肿痛。

板蓝根

中医视频课

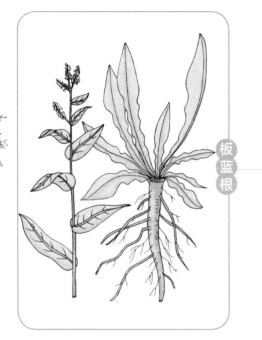

板蓝根

别名

蓝靛根、靛青根。

性味归经

性寒，味苦。归心、肺、胃、肝经。

功效主治

清热解毒，凉血利咽。主治温毒发斑，流行性感冒，流行性脑炎，流行性腮腺炎等症。

药物禁忌

体质虚寒者、易腹泻者忌用。

药材来源

板蓝根为十字花科植物菘蓝的干燥根。

植物概说

菘蓝的树皮呈灰白色，幼枝被柔毛。叶对生，叶片近革质，椭圆状披针形，全缘；侧脉有 5~7 条，在近叶缘处向上弯曲，两面散生白色短毛。花呈白色管状，聚伞状圆锥花序。浆果球形，熟时紫红色。

药材加工

通常在秋天进行采挖，刨出根后去除泥土，晒六七成干，捆成小捆，晾晒至足干。

生境分布

菘蓝多为栽培，分布于河北、陕西、河南、江苏、安徽等地。

附方一

配方： 黄芩（酒炒）、黄连（酒炒）各五钱，人参三钱，橘红（去白）、甘草（生用）、玄参、柴胡、桔梗各二钱，连翘、板蓝根、马勃、鼠黏子各一钱，僵蚕、升麻各七分。

用法： 为末汤调，时时服之，或蜜拌为丸，嚼化。

主治： 大头天行，初觉憎寒体重，次传头面肿盛，目不能开，上喘，咽喉不利，口渴舌燥。

附方二

配方： 板蓝根一两，羌活五钱。

用法： 煎汤，一日二次分服，连服二至三日。

主治： 流行性感冒。

附方三

配方： 板蓝根一两，甘草三分（锉，炒）。

用法： 上同为细末，每服半钱或一钱，取雄鸡冠血三两点，同温酒少许，食后，同调下。

主治： 痘疹出不快。

白头翁

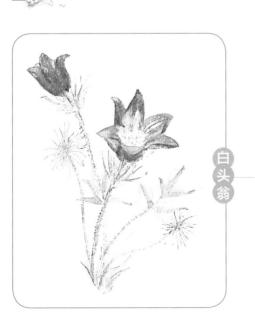

别名
野丈人、胡王使者、白头公。

性味归经
性寒，味苦。归胃、大肠经。

功效主治
清热解毒，凉血止痢。主治温疟，精神狂乱，身体恶寒发热，邪气积聚形成肿块、瘿气，瘀血疼痛，金属创伤等症。

药物禁忌
虚寒泻痢者忌服。

药材来源

白头翁为毛茛科植物白头翁的干燥根。

药材加工

春天和秋天采挖，去除泥沙和杂质之后洗净，润透，切成薄片，干燥后待用。

植物概说

白头翁根圆锥形，有纵纹，全株密被白色长柔毛。基生叶4~5片，三全裂，有时为三出复叶。花单朵顶生，蓝紫色，外被白色柔毛；雄蕊多数，鲜黄色。瘦果，密集成头状，花柱宿存，银丝状，形似白头老翁。

生境分布

白头翁生长于山冈、荒坡及田野间，分布于黑龙江、吉林、辽宁、河北、陕西、山西、河南、山东等地。

对症良方

附方一

配方：白头翁二两，黄连、黄柏、秦皮各三两。

用法：加水七升煮成二升。每服一升，不愈再服。妇人产后痢虚极者，可加甘草、阿胶各二两。

主治：热痢下重。

附方二

配方：白头翁、黄连各一两，木香二两。

用法：加水五升，煎成一升半，分三次服。

主治：下痢咽痛。

附方三

配方：白头翁、甘草、阿胶各二两，黄柏、黄连、秦皮各三两。

用法：上六味，以水七升，煮取二升半，去滓，内胶令消尽，分温三服。

主治：产后血虚热痢，腹痛，里急后重，便下脓血，气血不足。

土茯苓

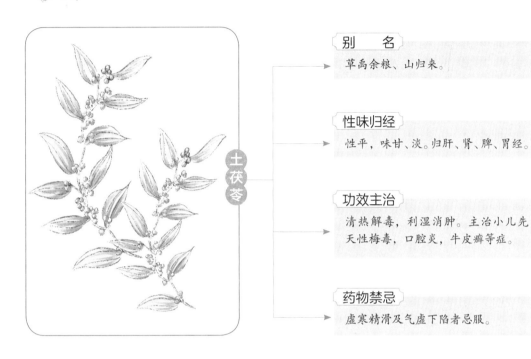

土茯苓

别　名

草禹余粮、山归来。

性味归经

性平，味甘、淡。归肝、肾、脾、胃经。

功效主治

清热解毒，利湿消肿。主治小儿先天性梅毒，口腔炎，牛皮癣等症。

药物禁忌

虚寒精滑及气虚下陷者忌服。

药材来源

土茯苓为百合科植物光叶菝葜的根茎。

植物概说

光叶菝葜根茎块根状，有明显结节，着生多数须根。茎无刺。单叶互生；革质，狭椭圆状披针形至狭卵状披针形，先端渐尖，基部圆形。伞形花序腋生，花小，白色。浆果球形，熟时黑色。

·药·材·加·工·

夏天、秋天采挖，去除须根之后洗净，干燥后待用；也可以趁鲜切成薄片，干燥后待用。

生境分布

光叶菝葜生长于山坡、荒山及林边的半阴地，分布于安徽、江苏、浙江、福建、广东、湖北、四川、贵州等地。

对症良方

附方一

配方：人参四两，土茯苓一斤，山慈姑一两。

用法：人参酒浸三日，晒干，与土茯苓、山慈姑为末，炼蜜丸梧子大。每服一百丸，食前米汤下。

主治：筋骨风痛。

附方二

配方：土茯苓四两，四物汤一两，皂角子七个，川椒四十九粒，灯芯七根。

用法：水煎日饮。

主治：骨挛痈漏。

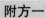

马鞭草

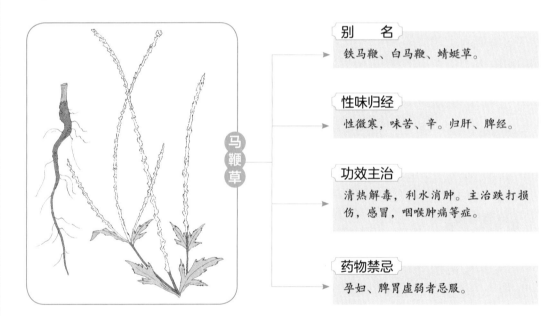

马鞭草

别　名

铁马鞭、白马鞭、蜻蜓草。

性味归经

性微寒，味苦、辛。归肝、脾经。

功效主治

清热解毒，利水消肿。主治跌打损伤，感冒，咽喉肿痛等症。

药物禁忌

孕妇、脾胃虚弱者忌服。

药材来源

马鞭草为马鞭草科植物马鞭草的全草。

植物概说

马鞭草茎四方形，棱及节上有小刚毛。叶对生，下部叶卵形至长卵形，边缘有粗锯齿或深裂，两面具有粗毛；上部叶多不分裂，有时叶片下延成翼，无柄，叶面有深皱纹。花小，淡蓝紫色，密生成细长花穗，形似马鞭。蒴果长方形。

药材加工

夏天、秋天花开之时采割，去除杂质后晒干。加工时需要去除残根及杂质，洗净，稍润，切段，晒干后待用。

生境分布

马鞭草多生长于山坡、路边或宅旁，分布于长江以南各地区，以及陕西、山西、甘肃等地。

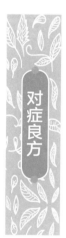

对症良方

附方一
配方：马鞭草。
用法：上药煎汤，先熏后洗，气到便爽，痈肿随减。
主治：杨梅恶疮。

附方二
配方：马鞭草、鼠尾草各十斤。
用法：水一石，煮取五斗，去滓，再煎令稠，以粉和丸大豆大。每服二三丸，加至四五丸。
主治：大腹水肿。

天葵子

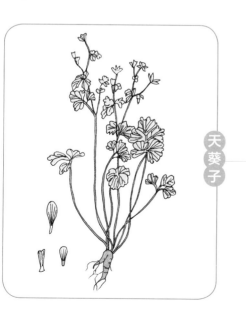

天葵子

别名

紫背天葵子、天葵根、千年耗子屎。

性味归经

性寒，味甘、苦。归胃、肝经。

功效主治

清热解毒，消肿散结，利尿。主治小儿热惊，癫痫，疔疮，皮肤痒疮，目赤肿痛，咽痛，蛇虫咬伤等症。

药物禁忌

脾虚便溏者、小便清利者忌服。

药材来源

天葵子为毛茛科植物天葵的干燥块根。

植物概说

天葵块根肉质，圆柱形或纺锤形，外皮棕黑色，有须状支根。茎纤细，被白色细柔毛。基生叶为三出复叶，具长柄，小叶扇状菱形或倒卵状菱形。叶下面常带紫色；茎生叶较小。互生，小叶柄短。单歧或二歧聚伞花序，花小，白色，常带淡紫色。种子多数，细小，黑色，表面皱缩。

药材加工

夏初采挖，除去须根，洗净后切片晒干待用。

生境分布

天葵多生长于路边和隙地荫蔽处，分布于东北、华东、西南等地。

对症良方

附方一

配方：天葵子适量。

用法：磨桐油搽患处。如有漏管，用五钱捣绒，外敷患处。

主治：外痔。

附方二

配方：鲜天葵根适量。

用法：捣烂外敷。

主治：痈疽肿毒。

附方三

配方：天葵子、桑白皮、水冬瓜皮、玉枇杷各一两。

用法：捣绒，正骨后包患处；再用本品一两，泡酒一斤，每次服药酒五钱。

主治：骨折。

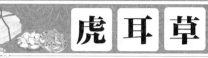

虎耳草

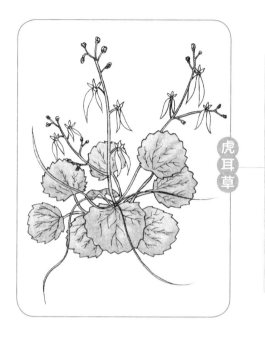

虎耳草

别名

> 铜钱草、石荷叶。

性味归经

> 性寒，味辛、苦。归肺、脾、大肠经。

功效主治

> 消肿止痛，凉血止血，祛风，清热，解毒。主治冻疮溃烂，牙疼等症。

药物禁忌

> 婴幼儿、孕妇、风寒感冒者、寒喘咳者忌服。

029

药材来源

虎耳草为虎耳草科植物虎耳草的全草。

植物概说

虎耳草植株被淡褐色粗毛。须根多。匍匐茎紫红色，往往顶端生出幼株。叶丛生，有长叶柄；叶片圆形或肾形，肉质，表面及边缘密生长柔毛。小花白色，花茎由叶丛中生出。

·药·材·加·工·

夏天、秋天采收，开花后采收最好。采收后洗净、晒干，也可鲜用。

生境分布

虎耳草多生长于阴湿处、溪边或岩石上，分布于黄河、长江中下游至南方各地，我国中部、东部等地也有分布。

附方一

配方：虎耳草。

用法：和酒一起研磨后服用。

主治：瘟疫。

附方二

配方：虎耳草。

用法：捣汁滴之。

主治：聤耳。

附方三

配方：鲜虎耳草一斤。

用法：切碎，加95%酒精拌湿，再加30%酒精1000毫升浸泡一周，去渣，外敷患处。

主治：湿疹，皮肤瘙痒。

马 齿 苋

中医视频课

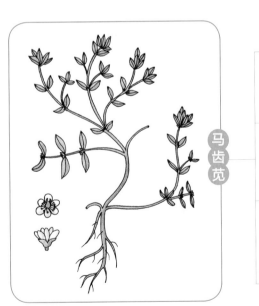

马齿苋

别　名

长命菜、马齿草、马齿草。

性味归经

性寒，味微酸。归肝、大肠经。

功效主治

清热解毒，散血消肿。主治细菌性痢疾，急性肠炎，疮疖，带下赤白，急性阑尾炎等症。

药物禁忌

凡脾胃虚寒、肠滑作泄者忌服。

药材来源

马齿苋为马齿苋科植物马齿苋的全草。

植物概说

马齿苋的枝叶肥厚无毛。茎下部匍匐，上部直立，紫红色。叶互生或近对生，肉质，叶片倒卵形至匙形，顶端圆，平截或稍凹下，基部呈楔形，全缘。花小，淡黄色。蒴果卵形，成熟时盖裂。

· 药 · 材 · 加 · 工 ·

夏天、秋天割取全草，洗净泥土，去除杂质，用开水稍微烫或煮一下，也可以蒸，注意上气。取出后晒或炕干。也可以鲜用。

生境分布

马齿苋多生长于田野、荒地及路旁，全国大部分地区都有分布。

对症良方

附方一

配方： 马齿苋。

用法： 上药烧研敷之。

主治： 小儿脐疮，久不瘥。

附方二

配方： 马齿苋（杵烂）。

用法： 上药以蜜和做团，纸裹泥固半寸厚，日干，烧过研末。每以少许和蜜做饼，先以生布揩之，以药夹胁下，令极痛，久忍，然后以手巾勒两臂。日用一次，以瘥为度。

主治： 腋下狐臭。

附方三

配方： 马齿苋子、人苋子各半两。

用法： 上药为末，绵裹铜器中蒸热，熨大眦头脓水出处。每熨以五十度为率，久久自绝。

主治： 目中出泪或出脓。

附方四

配方： 马齿苋叶、三叶酸草各等份。

用法： 煎汤熏洗，一日二次。

主治： 肛门肿痛。

乌蔹莓

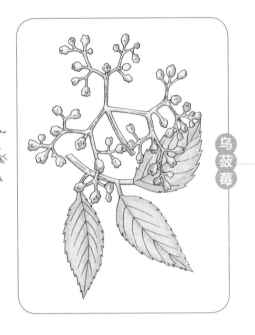

乌蔹莓

别名

猪婆藤、五爪龙、五叶藤。

性味归经

性寒，味酸、苦。归胃、心、肝经。

功效主治

清热解毒，凉血消肿，利尿。主治跌打损伤，扭挫伤，烫伤溃烂等症。

药物禁忌

脾胃虚弱者忌服。

药材来源

乌蔹莓为葡萄科植物乌蔹莓的全草或根。

植物概说

乌蔹莓的地下茎蔓延。茎有纵棱，有二分叉的卷须，被微柔毛。叶互生，膜质，五出掌状复叶，小叶倒卵状矩圆形，先端短尖或钝，基部近圆形，边缘有粗锯齿，叶柄长。开绿色小花，聚伞花序。浆果球形，成熟后为黑色。

药材加工

夏天、秋天割取藤茎或挖出根部，去除杂质后洗净，切断晒干，也可鲜用。

生境分布

乌蔹莓生长于山谷林中或山坡灌丛中，广泛分布于山东、河南、安徽、浙江、湖北、湖南、福建、广东、海南、四川、贵州、云南等地。

对症良方

附方一

配方：乌蔹莓、车前草、马兰菊各一握。

用法：捣汁，徐咽。

主治：喉痹肿痛。

附方二

配方：乌蔹莓藤（或根）一握，生姜一块。

用法：捣烂，入好酒一碗绞汁。热服取汗，以渣敷之，即散。一用大蒜代姜，亦可。

主治：一切肿毒，发背乳痈，便毒恶疮，初起者。

蒲公英

中医视频课

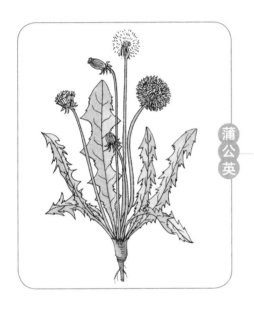

蒲公英

别名

仆公罂、地丁、黄花郎。

性味归经

性寒，味苦、甘。归肝、胃经。

功效主治

清热解毒，清肝明目，利水通淋。主治急性结膜炎，肝炎，急性支气管炎，尿路感染，小便不利，大便秘结等症。

药物禁忌

阳虚外寒、脾胃虚弱者忌服。

药材来源

蒲公英为菊科植物蒲公英、碱地蒲公英等同属数种植物的干燥全草。

植物概说

蒲公英含白色乳汁，根深长。叶根生，排成莲座状；叶片矩圆状披针形、倒披针形或倒卵形，先端尖或钝，基部狭窄，下延呈叶柄状，边缘浅裂或做不规则羽状分裂，裂片齿牙状或三角状，全缘或具疏齿，绿色或在边缘带淡

紫色斑，被白色丝状毛。花茎上部密被白色丝状毛；花舌状。瘦果倒披针形，外具纵棱，有多数刺状突起，顶端具喙，生白色冠毛。

·药·材·加·工·

　　春天、夏天在蒲公英开花前或者刚刚开花时连根采挖，去除泥土后切段，晒干，筛去灰屑储藏待用。

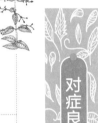

生境分布

　　蒲公英多生长于田野、路旁、山坡草地及深岸沙地，全国大部分地区均有分布。

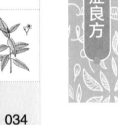

对症良方

附方一

配方： 蒲公英一两，忍冬藤二两。

用法： 上药捣烂，水二钟，煎一钟，食前服。睡觉病即去矣。

主治： 乳痈红肿。

附方二

配方： 蒲公英、夏枯草、金银花各二钱，甘草节一钱。

用法： 水煎服数剂，功效极伟。

主治： 九子疡。

鱼腥草

中医视频课

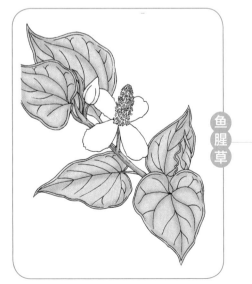

鱼腥草

别　名

蕺菜、菹菜。

性味归经

性凉，味辛。归肺、大肠、膀胱经。

功效主治

清热解毒，排脓消痈，利尿通淋。主治疟疾，痈疽肿毒，毒蛇咬伤，水肿，淋病，带下，痔疮，湿疹等症。

药物禁忌

体质虚寒者、阴性外疡者、无红肿热痛者、过敏体质者忌服。

药材来源

鱼腥草为三白草科植物蕺菜的带根全草。

植物概说

蕺菜全株有浓烈的鱼腥气。根状茎有节。叶互生，心脏形，表面绿色，背面紫红色，叶柄基部有鞘状托叶。穗状花序与叶对生。蒴果近圆形。

药材加工

夏天、秋天采收，需将全草连根拔起，洗净之后晒干。

生境分布

蕺菜生长于山坡、林下、田埂边、路旁或水沟草丛中，分布于我国南方各地。

对症良方

附方一

配方：鱼腥草、花椒、菜籽油各等份。

用法：上药捣匀，入泥少许，和做小丸如豆大。随牙左右塞耳内，两边轮换，不可一齐用，恐闭耳气。塞一日夜，取看有细虫为效。

主治：虫牙作痛。

附方二

配方：鱼腥草、皱面草、槐树叶、草决明。

用法：上药一处杵烂，敷之甚效。

主治：恶蛇虫伤。

附方三

配方：鱼腥草一握。

用法：煎汤熏洗，仍以草挹痔即愈。

主治：痔疮肿痛。

附方四

配方：鱼腥草。

用法：捣汁涂之，留孔以泄热毒，冷则易之。

主治：背疮热肿。

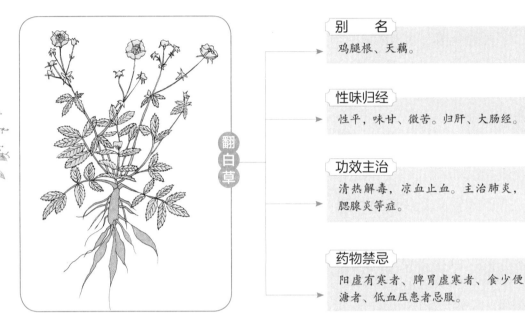

翻白草

别　名

鸡腿根、天藕。

性味归经

性平，味甘、微苦。归肝、大肠经。

功效主治

清热解毒，凉血止血。主治肺炎，腮腺炎等症。

药物禁忌

阳虚有寒者、脾胃虚寒者、食少便溏者、低血压患者忌服。

药材来源

翻白草为蔷薇科植物翻白草的带根全草。

植物概说

翻白草根纺锤形或圆锥形，有分枝，表面暗棕色，扭曲而皱缩，栓皮无剥落痕，无明显的茎。叶根生，奇数羽状复叶，叶对生，长椭圆形，具短柄，先端一片较大，向下逐渐变小，皱缩，上表面暗绿色，下表面灰白色，密被茸毛，边缘具粗锯齿。根头部及叶柄均被白色茸毛。

> **·药·材·加·工·**
>
> 夏天、秋天采收，将全草连同块根一起挖出，抖去泥土，洗净后晒干，也可鲜用。

生境分布

翻白草多生长于荒地、山坡草地、草甸、山谷、溪边、疏林下、田野、石缝中，我国大部分地区有分布。

对症良方

附方一

配方： 翻白草根五七个。

用法： 煎酒服之。

主治： 疟疾寒热、无名肿毒。

附方二

配方： 翻白草十科。

用法： 酒煎服，出汗即愈。

主治： 疗毒初起，不拘已成、未成。

紫花地丁

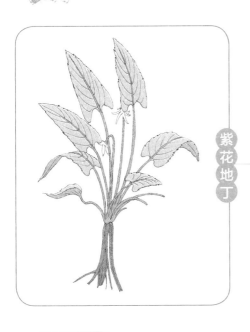

紫花地丁

别　名

箭头草、独行虎、羊角子、米布袋。

性味归经

性寒，味苦、辛。归心、肝经。

功效主治

清热解毒，凉血消肿。主治体表脓肿，脓疱疮，丹毒及湿疹，红肿疼痛等症。

药物禁忌

体质虚寒者忌服。

药材来源

紫花地丁为堇菜科植物紫花地丁的全草。

植物概说

紫花地丁主根呈长圆锥形，淡黄棕色，有细纵皱纹。叶基生，灰绿色，展平后叶片呈披针形或卵状披针形，先端钝，基部呈截形或稍心形，边缘具钝锯齿，两面有毛；叶柄细，上部具明显狭翅。花茎纤细，紫堇色或淡棕色，花瓣距细管状。蒴果椭圆形，种子多数。

春天和秋天采收，去除杂质，洗净之后晒干待用。

生境分布

紫花地丁多生长于山坡草丛、林缘、灌木丛、田间或荒地，全国大部分地区均有分布。

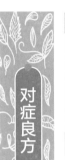

对症良方

附方一
配方：忍冬藤二两，紫花地丁一两，贝母、茜草、天花粉、桔梗、甘菊花各三钱，黄柏一钱。
用法：水煎服。
主治：背痈。

附方二
配方：紫花地丁、甘菊花各一两。
用法：水煎服。
主治：五疔。

半边莲

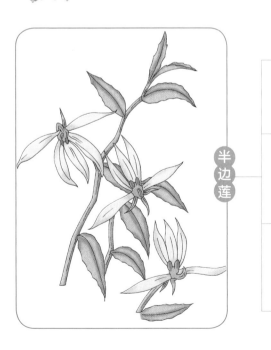

半边莲

别　名

细米草、急解索、蛇利草。

性味归经

性平，味辛、甘。归心、小肠、肺经。

功效主治

清热解毒，消肿利尿。主治毒蛇咬伤，水肿，野草中毒，肾炎，慢性肝炎等症。

药物禁忌

血虚者、孕妇忌服。

药材来源

半边莲为桔梗科植物半边莲的带根全草。

植物概说

半边莲根细长，圆柱形，带肉质，表面淡棕黄色，光滑或有细纵纹，生有须根。茎细长多节，灰绿色，靠近根茎部呈淡紫色，有皱缩的纵向纹理，节上有时残留不定根。叶互生，黄绿色，展开后呈条状披针形，表面光滑无毛，边缘具疏锯齿，无柄。紫红或淡红花，形如半朵小莲花。

药材加工

夏天、秋天生长旺盛时采收，洗净晒干后待用。

生境分布

半边莲多生于坡边、田边湿润地，我国长江流域及南部各地有分布。

对症良方

附方一

配方： 半边莲、雄黄各二钱。

用法： 捣泥，碗内覆之，待色青，以饭丸梧子大。每服九丸，空心盐汤下。

主治： 寒齁气喘，疟疾寒热。

附方二

配方： 半边莲适量。

用法： 捣汁饮，以滓围涂之。

主治： 蛇虺伤。

附方三

配方： 鲜半边莲适量。

用法： 加食盐数粒同捣烂，敷患处，有黄水渗出，渐愈。

主治： 疔疮，一切阳性肿毒。

地黄

地黄

别名

芐、芑、地髓。

性味归经

性寒，味甘、苦。归心、肝、肾经。

功效主治

清热凉血，养阴生津。主治跌打损伤，骨折筋断，内脏受损；能驱散瘀血，增益骨髓，增长肌肉，煎熬成汤服用，能祛除寒热积聚，消除各种痹病；生干地黄的疗效尤其好。

药物禁忌

胃虚食少者、脾虚有湿者、阳虚者忌服。

040

药材来源

地黄为玄参科植物地黄的块根。

植物概说

地黄全株被灰白色长柔毛及腺毛。根茎肥厚、肉质。呈块状、圆柱形或纺锤形。茎直立，单一或由基部分生数枝。花紫红色或暗紫色。果实卵形，内有多粒种子。

药材加工

秋天采挖，去除芦头、须根和泥沙等杂质，可鲜用，也可炮制之后待用。鲜地黄、干地黄要去除杂质，洗净，闷润，切成厚片，干燥后待用。熟地黄则是取生地黄，按照蒸法蒸至黑润，取出后晒至八成干，切成厚片或块，干燥后待用。

生境分布

地黄主要为人工栽培，亦野生于山坡及路边荒地等处，分布于河南、浙江、江苏、安徽、山东、河北、辽宁、山西、陕西、内蒙古、湖南、湖北、四川等地。

对症良方

附方一

配方： 生地黄、木通、生甘草梢各等份。

用法： 上药为粗末，每服三钱，加淡竹叶少许煎至六分，去滓，温服。

主治： 心胸烦热，口渴面赤，意欲饮冷，口舌生疮，溲涩痛。

附方二

配方： 石膏三至五钱，熟地黄三至五钱或一两，麦冬二钱，知母、牛膝各一钱半。

用法： 上药用水一盏半，煎七分，温服或冷服。

主治： 牙痛齿松，齿龈出血，烦热干渴。

附方三

配方： 生地黄（不拘多少）。

用法： 三捣三压，取全部液汁，装瓦器中，盖严，在热水中熬浓，去渣再煎成糖稀状，做成丸子，如弹子大。每服一丸，温酒送下。一天服二次。

主治： 吐血唾血，痈疖。

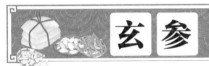 玄 参

 中医视频课

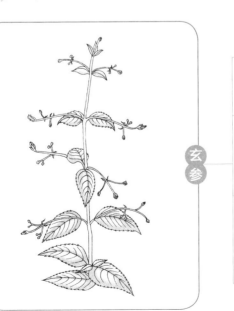

玄参

别 名

玄台、野脂麻、鹿肠、鬼藏。

性味归经

性凉，味苦、甘、咸。归肺、胃、肾经。

功效主治

泻火解毒，凉血，滋阴，生津润肠。主治热入营血，烦热口渴，舌绛发斑，咽喉肿痛等症。

药物禁忌

脾胃虚寒、食少便溏者忌服。

药材来源

玄参为玄参科植物玄参及北玄参的根。

植物概说

玄参根圆柱形，下部常分叉，外皮灰黄褐色。茎直立，四棱形，光滑或有腺状柔毛。叶对生；叶片卵形或卵状椭圆形，先端渐尖，基部圆形或近截形，边缘具钝锯齿，聚伞花序，圆锥状；花冠暗紫色，蒴果卵圆形，先端短尖，深绿或暗绿色，萼宿存。

·药·材·加·工·

立冬前后地上茎枯萎时采挖块根，去除地上部分，晒晒一两天后再去除泥土、须根，堆积发汗三四天，其间注意要经常翻动，确保内外均为黑紫色，质地柔润，闷后晒晒至干燥待用。

生境分布

玄参生长于山坡林下，亦有栽培，分布于浙江、江苏、安徽、湖南、贵州、陕西等地。

对症良方

附方一

配方：玄参、黄连、大黄各一两。

用法：上药为末，炼蜜丸梧子大。每服三四十丸，白汤下。小儿丸粟米大。

主治：三焦积热。

附方二

配方：金银花八两，玄参、麦冬各三两，黄芪四两，人参二两。

用法：先用水十大碗，将金银花煎汤，再煎前药二碗，一日服二次，连服四日，其痛渐愈。改用十全大补汤，重四两与之，又改用八味地黄汤，恣其酣饮，可获痊愈，是为九死一生之治法。

主治：脑痈。

附方三

配方：玄参、升麻、甘草各半两。

用法：水三盏，煎一盏半，温服。

主治：发斑咽痛。

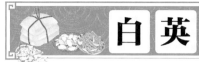

白英

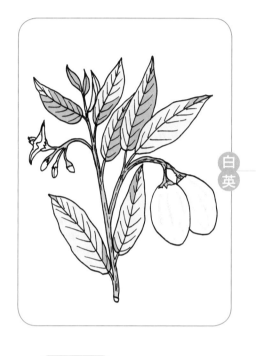

别　名

白毛藤、白草、毛千里光、毛风藤、金线绿毛龟。

性味归经

性寒，味甘、苦。归肾、胆、肝经。

功效主治

清热，利湿，祛风，解毒消肿。主治恶寒发热，湿热黄疸，消渴症。

药物禁忌

体虚、无湿热者忌服。

白英

043

药材来源

白英为茄科植物白英的带根全草。

植物概说

白英叶互生，其叶多为琴形，其两面均长着长柔毛，白色发亮，聚伞花序顶生或腋外生，疏花，蓝紫色或白色的花冠，夏秋开花，秋末果实成熟。浆果为球形，红黑色时说明其已成熟。

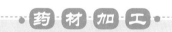

·药·材·加·工·

夏天、秋天采收带根全草。洗净，晒干或鲜用。

生境分布

白英多生长于山谷草地或路旁、田边，主要分布于甘肃、陕西、山西、河南等地。

对症良方

附方一

配方： 白英子（焙）、甘草（炙）、菊花（焙）各一两，共研为末。

用法： 每服二钱，卧时温水送下。

主治： 目赤头旋，眼花面肿，风热上攻。

附方二

配方： 白英五两，白蔹三两，紫草、芒硝（研）、大黄（锉）各二两，茵陈蒿、葶苈子（纸上炒）、厚朴（去粗皮，生姜汁炙透）、枳壳（去瓤，麸炒）各一两。

用法： 为末，炼蜜为丸，如梧桐子大。每服二十九，早、晚食前用蜜汤送下，以知为度。

主治： 中焦热结，胃气郁伏，身发黄疸。

赤芍

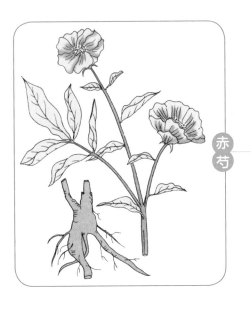

赤芍

别名

木芍药、赤芍药。

性味归经

性微寒，味苦。归肝、脾经。

功效主治

清热凉血。主治温毒发斑，血滞经闭，跌打损伤，目赤肿痛等症。

药物禁忌

血虚无瘀者、痈疽已溃者忌服。不宜与藜芦同服。

药材来源

赤芍为毛茛科植物芍药、川赤芍的干燥根。

植物概说

川赤芍为多年生草本植物，根圆柱形，单一或分歧。茎直立，有粗钝的棱。叶互生，叶片呈宽卵形，小叶成羽状分裂，叶片窄披针形或披针形，叶脉明显。花两性，2~4朵，长在茎的顶端和叶腋，紫红色或粉红色。蓇葖果密被黄色绒毛，成熟时开裂。

药材加工

春天和秋天采挖，去除根茎、须根及泥沙，晒干。去除杂质，分出大小之后分别洗净，润透，切成厚片，干燥待用。

生境分布

　　川赤药生长于海拔 1800~3700 米的山坡疏林或林边路旁，主要分布于四川、西藏、陕西、甘肃等地也有生长。

对症良方

附方一
配方：赤芍药一两，槟榔一个。
用法：上药以面裹煨，为末。每服一钱，水一盏，煎七分，空心服。
主治：小便五淋。

附方二
配方：葳蕤、赤芍药、当归、黄连各等份。
用法：上药煎汤熏洗。
主治：赤眼涩痛。

牡丹皮

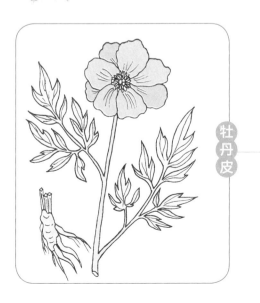

牡丹皮

别　名
> 粉丹皮、丹皮、牡丹根皮。

性味归经
> 性凉，味辛、苦。归心、肝、肾经。

功效主治
> 清热凉血，活血化瘀。主治发斑，阴虚内热，无汗骨蒸，经闭痛经，跌打损伤等症。

药物禁忌
> 血虚寒证者、孕妇及月经量过多者忌服。

药材来源

牡丹皮为毛茛科植物牡丹的干燥根皮。

植物概说

牡丹主根粗长。茎直立，枝粗壮，皮灰黑色。叶为二回三出复叶，小叶卵形或广卵形，顶生小叶片通常三裂。花大型，白色、红色或浅紫色，变异很大。蓇葖果长圆形，表面密被黄褐色短毛。

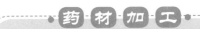

·药·材·加·工·

秋天采挖根部，去除细根，剥取根皮，晒干。可生用，也可炒后用。

生境分布

牡丹生长于向阳之地、土壤肥沃之处，庭园栽培为主。牡丹皮主要以安徽、四川产者为佳。

对症良方

附方一
配方： 牡丹皮二两，虻虫二十一枚。
用法： 上药熬过同捣末。每旦温酒服方寸匕。血当化为水下。
主治： 伤损瘀血。

附方二
配方： 生地黄、当归身各三分，牡丹皮半钱，黄连六分（夏月倍之），升麻一钱。
用法： 上药为细末，都作一服，水一盏半，煎至七分，去滓，放冷服之。
主治： 胃火牙痛，牙痛牵引头痛，面颊发热，牙宣出血，牙龈红肿，口气热臭，口干舌燥。

附方三
配方： 牡丹皮。
用法： 为末，水服三指撮，立尿出血。
主治： 金疮内漏，血不出。

蛇莓

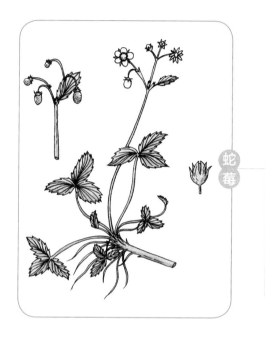

别名

地莓、蚕莓、蛇蘑。

性味归经

性寒，味甘、苦。归肺、肝、大肠经。

功效主治

清热凉血，消肿解毒。主治痢疾，咳嗽，破伤风等症。

药物禁忌

脾胃虚寒者忌服。

药材来源

蛇莓为蔷薇科植物蛇莓的全草。

植物概说

蛇莓全体密生白色柔毛。根须状，淡黄色。茎细长，匍匐，节节生根。叶互生，叶柄长，托叶狭卵形或广披针形，叶片菱状卵形或倒卵形，边缘有钝圆锯齿。花黄色。瘦果小，聚生在膨大球形花托上，成熟时红色。

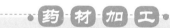
·药·材·加·工·

春天、秋天采收，洗净后晒干，也可鲜用。

生境分布

蛇莓多生长于山坡、草地、路旁或沟边，全国各地均有分布。

对症良方

附方一

配方：蛇莓自然汁半升。

用法：稍稍咽之。

主治：口中生疮，天行热甚者。

附方二

配方：蛇莓汁二合。

用法：日三服。仍水渍乌梅令浓，入崖蜜饮之。

主治：伤寒下蛋生疮。

金钱草

中医视频课

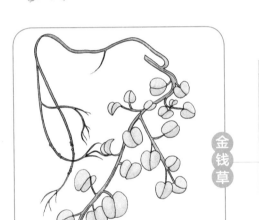

金钱草

别名

铜钱草、广金钱草、地豆公。

性味归经

性微寒，味微苦、甘。归胆、肝、肾、膀胱经。

功效主治

清热解毒，祛风消肿。主治痔疮，乳腺炎等症。

药物禁忌

脾虚泄泻者忌服。

药材来源

金钱草为报春花科植物过路黄的全草。

植物概说

过路黄茎横卧，密被黄色短毛。小叶 1～3 枚，圆形或矩圆形如铜钱状，全缘，如叶为 3 枚时，侧生

药·材·加·工

夏天、秋天采收，去除杂质后晒干，切段生用。

的小叶比顶生的小，先端微凹，基部呈心形，叶面无毛，叶背密被灰白色茸毛，中脉及侧脉特别多。总状花序，花冠蝶形。荚果线状长圆形，被短毛。

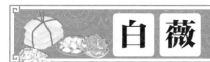

生境分布

过路黄多生长于丘陵坡地、路旁或沟边，我国大部分地区皆有分布。

对症良方

附方一

配方： 鲜金钱草、野菊花各半斤，痱子粉或牙粉。

用法： 加水煮沸，趁热反复擦洗患处（有脓疱者必须挑破脓疱），再用痱子粉或牙粉撒布溃破处，每天一次。如三次见效不显，可加木槿皮或叶半斤同煎洗。

主治： 湿疹、脓疱疮、稻田皮炎。

附方二

配方： 金钱草。

用法： 加盐少许，搓熟频擦，全化，然后洗浴。若用煎洗，反不见效。

主治： 疥疮。

白薇

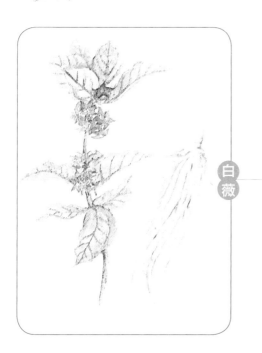

白薇

别名

春草、骨美、薇草、白幕。

性味归经

性寒，味苦、咸。归胃、肺、肝经。

功效主治

清热凉血，利尿通淋，解毒疗疮。主治阴虚感冒，发热，咳嗽，口干咽痛，盗汗等症。

药物禁忌

伤寒者、食亦不消者、泄泻不止者忌服。不宜与干姜、大黄、黄芪、大戟、大枣、干漆、山茱萸同服。

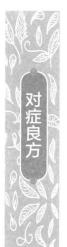

药材来源

白薇为萝藦科植物白薇、蔓生白薇的干燥根及根茎。

植物概说

白薇的根茎短，簇生很多细长的条状根，外皮土黄色。茎直立，绿色，圆柱形，密被灰白色短柔毛。叶对生，具短柄，叶片卵形或卵状长卵形，先端短渐尖，基部圆形，全缘，两面均被有白色茸毛。花多数，呈伞形聚伞花序，深紫色。种子多数，卵圆形，有狭翼。

· 药·材·加·工·

春天和秋天采挖，去除地上部分，洗净后晒干。炮制时去除杂质，洗净后润透，切段，干燥待用。

生境分布

白薇生长于平原的河流谷地，全国大部分地区均有分布。

对症良方

附方一
配方：白薇、芍药各一两。
用法：共捣末，酒下一钱，日三服。
主治：产后遗溺。

附方二
配方：白薇、当归各一两，人参半两，甘草二钱半。
用法：每服五钱，水二盏，煎一盏，温服。
主治：妇人血厥。

附方三
配方：白薇、贝母（去心）、款冬花各一两，百部二两。
用法：为末。每服一钱，米饮下。
主治：肺实鼻塞，不知香臭。

附方四
配方：白薇。
用法：为末，贴之。
主治：金疮血出。

青蒿

中医视频课

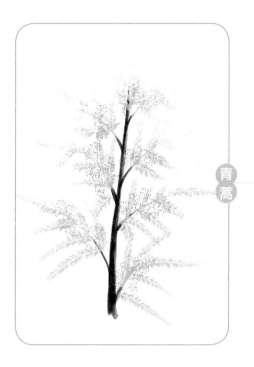

青蒿

别　名

▶ 草蒿、香蒿、方溃。

性味归经

▶ 性寒，味苦、辛。归胆、肝经。

功效主治

▶ 退虚热，清热解暑，截疟。主治疟疾，肺结核，肾结核，小儿夏季热，感冒等症。

药物禁忌

▶ 脾胃虚寒者忌服。不宜与当归、地黄同服。

药材来源

青蒿为菊科植物黄花蒿的干燥地上部分。

植物概说

黄花蒿的茎直立，圆柱形，有浅纵条纹，无毛，多分枝，下部灰棕色，近木质化，上部绿色。叶互生，三回羽状细裂，叶面深绿色，背面淡绿色或淡黄绿色，密被细柔毛。花黄绿色，圆锥状，头状花序球形。瘦果极小，淡褐色。全株有特异气味，幼嫩时搓之有臭气，老后有浊香气。

药材加工

秋天花盛开之时割取地上部分，去除老茎后阴干。炮制后去除杂质，淋上水使其湿润，切段之后晒干。

生境分布

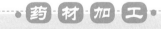

黄花蒿多生长于田野、荒地、路旁，我国南、北方各地均有分布。

对症良方

附方一

配方： 青蒿、知母各二钱，鳖甲五钱，牡丹皮三钱，细生地黄四钱。

用法： 上药以水五杯，煮取二杯，日再服。

主治： 夜热早凉，热退无汗。

附方二

配方： 银柴胡一钱五分，青蒿、鳖甲（醋炙）、地骨皮、胡黄连、秦艽、知母各一钱，甘草五分。

用法： 水二盅，煎八分，食远服。

主治： 骨蒸潮热，形瘦盗汗。

附方三

配方： 青蒿钱半至二钱，黄芩钱半至三钱，半夏、枳壳、陈皮各钱半，竹茹、赤茯苓、碧玉散（包）各三钱。

用法： 水煎服。

主治： 口苦胸闷，舌红苔白，干呕。

地 骨 皮

中医视频课

别　名

枸杞根、杞根、枸杞根皮。

性味归经

性寒，味甘。归肺、肾经。

功效主治

清虚热，泻肺火，凉血。主治牙痛、盗汗等症。

药物禁忌

脾胃虚寒者、食少泄泻者、假热者忌服。不宜与铁同服。

药材来源

地骨皮为茄科植物枸杞、宁夏枸杞的干燥根皮。

植物概说

枸杞的枝条细长，叶片披针形或长椭圆状披针形，互生或丛生，叶腋有锐刺；开淡紫红色或粉红色的花；花冠5裂，裂片边缘无毛；成熟时呈红色，卵形或长椭圆形。

· 药 材 加 工 ·

早春、晚秋采挖，剥取根皮之后晒干。加工时去除杂质和木心，略微洗过之后晒干，切段待用。

生境分布

枸杞常生长于田埂、宅旁、沟岸和山坡等土层深厚的地方，栽培或野生。我国北方有栽培，现在中部和南方一些地区已引种栽培。

对症良方

附方一
配方：地骨皮、杜仲、萆薢各一斤。
用法：上药以好酒三斗渍之，罂中密封，锅中煮一日。饮之任意。
主治：肾虚腰痛。

附方二
配方：地骨皮三斤。
用法：上药以水三斗，煮三升，去滓，入盐一两，取二升。频频洗点。
主治：天行赤目暴肿。

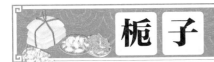

栀子

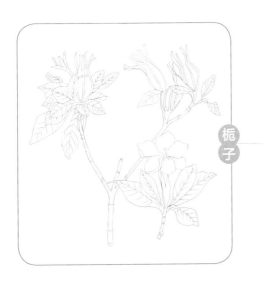

栀子

别　名

木丹、越桃、鲜支。

性味归经

性寒，味苦。归三焦、心、肺经。

功效主治

清热，泻火，凉血。主治五脏内有邪气郁结，胃中有热气蒸腾，面部发红、酒糟鼻、白癞赤癞、疮疡等。

药物禁忌

脾虚便溏者不宜用。

药材来源

栀子是茜草科植物栀子的果实。入药者皮薄，圆而小，大而长者被称为伏尸栀子，药效很小。

植物概说

栀子为灌木，高 1~2 米，枝圆柱形，灰色，嫩枝常有短毛。叶对生，革质，叶形多样。花芳香，通常单朵，顶生或腋生。果倒卵形、长椭圆形等，种子多数扁而近圆形，稍有棱角。

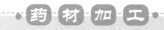

·药·材·加·工·

秋季果实成熟时采收，去除杂质，碾碎。或取原药材，去杂质，研碎，过筛，去皮壳取仁或去仁取皮壳用。

生境分布

栀子生长于低海拔的稀疏林间以及河谷、荒坡、路旁，山东、江苏、安徽、浙江、江西、福建等地均有分布。

对症良方

附方一
配方：栀子十四枚。
用法：去皮，捣为末，加蜜做成丸子，如梧子大。每服三丸，一天服三次。亦可用水煎服。
主治：热毒血痢。
附方二
配方：大栀子七枚（或九枚）。
用法：炒焦，加水一碗，煎至七成，加入生姜汁饮下。
主治：胃脘火痛。

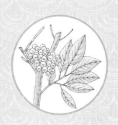

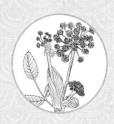

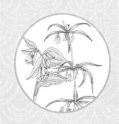

解表良药

以解除表证、疏解肌表、促使发汗为主要作用的药物，多数具有辛味，促使外邪通过汗液外泄。解表良药通常可分为发散风寒与发散风热两大类。

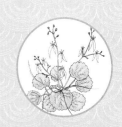

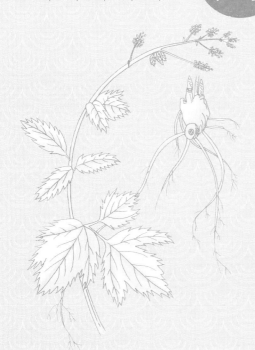

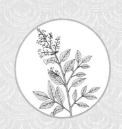

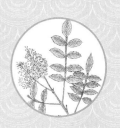

中医视频课

白芷

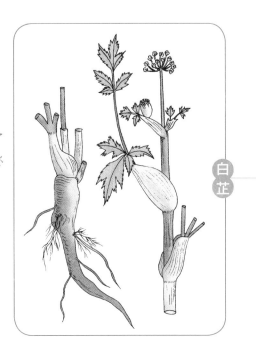

白芷

别　名

薛芷、芳香。

性味归经

性温，味辛。归胃、肺、脾经。

功效主治

发表散寒，通窍止痛，消肿排脓，燥湿止带。主治女子非经期阴道出血，赤白带下，经闭，阴道肿痛，恶寒发热，风邪侵袭头目致使流泪不止。

药物禁忌

阴虚血热者、孕妇以及婴幼儿忌服。

药材来源

白芷为伞形科植物白芷、杭白芷的根。

植物概说

白芷高可达 1~2.5 米，其根为圆柱形。以根入药，呈长圆锥形，灰棕色或黄色，有纵皱纹、支根痕或皮孔状的横向突起，顶端有凹陷的茎痕。质坚实，断面粉性。

·药·材·加·工·

秋天茎叶枯黄时采挖，割去地上部分再挖根部，去除残茎、须根及泥土，不用水洗，直接晒干或微火烘干后待用。

生境分布

白芷一般生长在林缘、溪旁、灌丛或山谷草地里，主要分布于我国东北及华北地区，其中在河南禹州一带产量十分丰富。

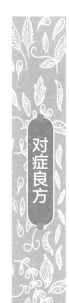

对症良方

附方一

配方： 白芷苗、苦参各等份。

用法： 上药以煎浆水，入盐少许洗之。

主治： 小儿身热。

附方二

配方： 白芷四两。

用法： 以石灰半斤，淹三宿，去灰切片，炒研末。酒服二钱，日二服。

主治： 妇人白带。

附方三

配方： 白芷一两，甘草五钱，淡豆豉五十粒，生姜三片，葱白三寸。

用法： 水煎温服。

主治： 恶寒发热，头痛无汗。

细 辛

中医视频课

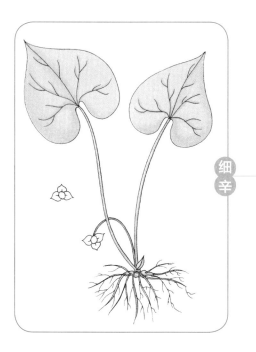

细辛

别　名

小辛、细草、少辛、独叶草。

性味归经

性温，味辛。归肺、肾经。

功效主治

祛风止痛，散寒解表，温肺化饮，宣通鼻窍。主治咳嗽气逆，头痛眩晕，全身关节拘挛抽搐，风湿痹痛、肌肉坏死。

药物禁忌

气虚多汗、血虚头痛、阴虚咳嗽者忌服。

药材来源

细辛为马兜铃科植物北细辛、华细辛及汉城细辛的带根全草。

植物概说

北细辛是多年生草本植物，有细长的根状茎。叶卵状心形或近肾形，先端急尖或钝，基部心形。花单生叶腋，贴近地面，多为紫色，钟形。蒴果半球状。

药材加工

秋天之时连根挖出，不可拆断须根，去除泥土后捆成小把，悬挂在通风处阴干或晾干，不宜暴晒，也不可水洗。炮制时去除泥土和杂草，用清水洗净后稍润，切成断片之后及时干燥。

生境分布

北细辛生长在针阔叶混交林及阔叶林下、密集的灌木丛中、山沟底稍湿润处以及林缘或山坡疏林下的湿地，分布于全国大部分地区。

对症良方

附方一
配方：细辛（去叶）半两，丁香二钱半。
用法：共研为末，每服一钱，柿蒂汤送下。
主治：虚寒呕哕，饮食不下。

附方二
配方：细辛、黄连各等份。
用法：搽患处，漱去涎汁。
主治：口舌生疮。

附方三
配方：麻黄（去节）、芍药、细辛、干姜、炙甘草、桂枝（去皮）各三两，五味子、半夏各半升。
用法：上八味，以水一斗，先煮麻黄，减二升，去上沫，内诸药，煮取三升，去滓，温服一升，日三服。
主治：恶寒发热，头身疼痛，无汗喘咳，痰多清稀。

附方四
配方：细辛末。
用法：吹入鼻中。
主治：暗风猝倒，不省人事。

荆芥

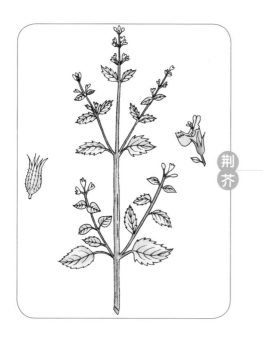

荆芥

别 名

假苏、鼠蓂、姜芥、荆芥穗。

性味归经

性温，味辛。归肺、肝经。

功效主治

祛风解表，利咽透疹，止血。主治感冒，流感，急慢性咽喉炎，结膜炎，荨麻疹，过敏性皮炎等症。

药物禁忌

表虚自汗、阴虚头痛者忌服。

药材来源

荆芥是唇形科植物裂叶荆芥和多裂叶荆芥的茎叶和花穗。

植物概说

裂叶荆芥的茎直立，呈四棱形，基部稍带紫色，上部多分枝，全株有短柔毛。叶对生，有柄，羽状深裂，线形或披针形，全缘，两面均被柔毛，下面具凹陷腺点。开淡红色唇形花，穗状轮伞花序，芳香如樟味。小坚果呈卵形或椭圆形，棕色。

·药·材·加·工·

夏天、秋天荆芥穗为绿色，且花开到顶端时割取地上部分，晒干。也可单独摘取花穗，随后割取茎枝，花穗（即荆芥穗）和茎枝（即荆芥）分别晒干。

生境分布

裂叶荆芥多生长在住宅旁或灌木丛中，亦有人工栽培，全国大部分地区均有分布。

对症良方

附方一

配方： 荆芥、薄荷、朴消各一两，白矾二两。

用法： 上件细切。每用一两，水五升，煎数沸，熏患处，通手淋洗。

主治： 热毒结成痔疾，肿胀热霜，坐卧不安。

附方二

配方： 大荆芥四五穗。

用法： 上药于盏内烧存性，不得犯油火，入麝香少许，以沸汤些许调下。

主治： 产后下痢。

附方三

配方： 荆芥穗半两（焙），麝香、片脑各一字。

用法： 上药为末，每茶服半钱。大人亦治。

主治： 小儿风寒。

紫苏

中医视频课

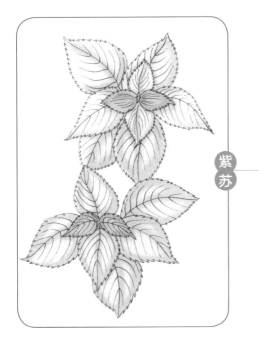

紫苏

别　名

桂荏、赤苏。

性味归经

性温，味辛。归肺、脾经。

功效主治

发表散寒，行气宽中，理气安胎，解鱼蟹毒。主治咳嗽痰喘，恶心呕吐，风寒感冒，头痛，胸腹胀满等症。

药物禁忌

气虚、阴虚者忌服。脾胃虚寒者不宜长期服用。

药材来源

紫苏为唇形科植物紫苏和野紫苏的叶或嫩枝叶。

植物概说

紫苏的茎直立，四棱形，多分裂，四面有槽。叶对生，有长柄，叶片卵圆形，微皱，边缘有粗锯齿，两面紫色或上面绿色，下面紫色；两面疏生柔毛，下面有细油点。茎叶有芳香。夏秋开花，总状花序顶生和腋生，花红色或淡红色。坚果小，倒卵形，有网状皱纹。

·药·材·加·工·

秋天枝叶茂盛时采收，去除杂质和老梗后晒干。也可以喷淋清水，切碎之后干燥。

生境分布

紫苏多生长于山坡路旁、庭院，亦有栽培，分布于我国长江流域至南部各地。

对症良方

附方一

配方：人参、紫苏叶、干葛、半夏、前胡、茯苓各三分，枳壳、桔梗、木香、陈皮、炙甘草各半两。

用法：每服四钱，水一盏半，姜七片，枣一个，煎六分，去滓，微热服，不拘时候。

主治：发热头痛，无汗，咳痰色白，胸脘满闷，倦怠乏力。

附方二

配方：紫苏。

用法：上药捣敷，疮口自合。

主治：颠仆伤损。

附方三

配方：紫苏不限多少。

用法：入大锅内，水煎令干，去滓熬膏，以炒熟赤豆为末，和丸梧子大。每酒下三五十丸，常服之。

主治：诸失血病。

附方四

配方：紫苏。

用法：煮汁饮二升。

主治：食蟹中毒。

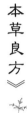

香薷

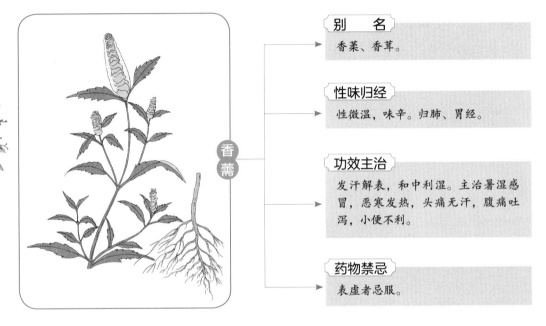

别名

香菜、香茸。

性味归经

性微温，味辛。归肺、胃经。

功效主治

发汗解表，和中利湿。主治暑湿感冒，恶寒发热，头痛无汗，腹痛吐泻，小便不利。

药物禁忌

表虚者忌服。

药材来源

香薷为唇形科植物江香薷或华荠苧的带根全草或地上部分。

植物概说

江香薷的茎为棕红色，四棱形，具凹沟。叶对生，广披针形至披针形，边缘具疏锯齿，偶近全缘，密被白色柔毛。总状花序密聚呈穗状，顶生兼腋生；萼钟状，5裂；花冠呈唇形，淡紫红色。小坚果近卵圆形，棕色。

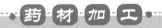

·药·材·加·工·

秋天茎叶茂盛、花初开时采割，阴干或晒干，待用。

生境分布

江香薷多生长于山坡、荒地、路旁，全国大部分地区均有分布。

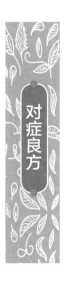

附方一

配方： 香薷一斤，炒白扁豆、姜厚朴各半斤。

用法： 上为细末，每服三钱，水一盏，入酒一分，煎七分，去滓，水中沉冷。连吃二服，不拘时候。

主治： 寒热无汗，头重身痛，胸脘痞闷，腹痛吐泻。

附方二

配方： 香薷、厚朴、连翘各二钱，金银花、鲜扁豆花各三钱。

用法： 水五杯，煮取二杯，先服一杯，得汗止后服，不汗再服，服尽不汗，再作服。

主治： 寒热无汗，口渴面赤，头痛胸闷。

羌活

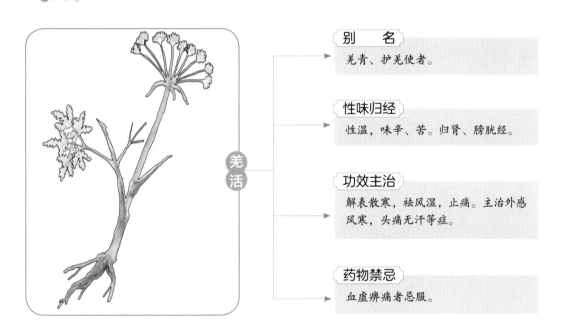

别名

羌青、护羌使者。

性味归经

性温，味辛、苦。归肾、膀胱经。

功效主治

解表散寒，祛风湿，止痛。主治外感风寒，头痛无汗等症。

药物禁忌

血虚痹痛者忌服。

药材来源

羌活为伞形科植物羌活、宽叶羌活等的干燥根茎及根。

植物概说

羌活的根茎及根呈长圆柱形或不规则的块状，有香气。茎直立，表面淡紫色，有纵沟纹，中空。叶片较薄，表面深绿色，背面淡绿色，无毛；复伞形花序顶生或腋生，花瓣白色，倒卵形。双悬果卵圆形，平滑无毛，背棱及中棱有翅，侧棱无翅，果实成熟时裂开成两分果，悬挂在两果柱的顶端。

·药·材·加·工·

春天和秋天采挖，去除须根、泥沙之后洗净，润透，切成厚片，晒干之后等待切片生用。

生境分布

羌活多生长于高山灌木林或上坡草丛中，分布于青海、陕西、四川、云南、甘肃和西藏等地。

对症良方

附方一

配方： 羌活、防风、苍术各一两半，川芎、香白芷、生地黄、黄芩、甘草各一两，细辛五分。

用法： 上九味，哎咀，水煎服。若急汗热服，以羹粥投之；若缓汗温服，而不用汤投之也。

主治： 恶寒发热，头痛无汗，肢体酸楚疼痛，口苦微渴。

附方二

配方： 大黄、当归梢、羌活各五钱，桃仁一两，麻仁一两二钱五分。

用法： 上药除麻仁另研如泥外，其余捣罗为细末，炼蜜为丸，如梧桐子大。每服五十九，空腹时用白汤送下。

主治： 大便秘涩或干燥，艰涩难出。

附方三

配方： 羌活、独活、防风、细辛、防己、黄芩、黄连、苍术、炙甘草、白术各三钱，知母、川芎、生地黄各一两。

用法： 研成粗末，每次用五钱，水煎热服。

主治： 头痛身重，发热恶寒，烦闷口干。

附方四

配方： 羌活二斤，构子一升。

用法： 为末。每酒服方寸匕，日三服。

主治： 热风瘫痪，常举发者。

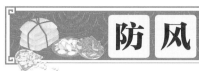

防风

中医视频课

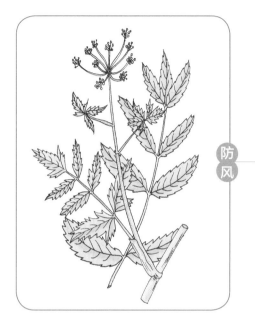

防风

别　名

铜芸、茴芸、茴草、屏风、百枝。

性味归经

性温，味辛、甘。归脾、肝、膀胱经。

功效主治

祛风解表、祛湿止痛、祛风止痉。主治严重风邪导致的头痛眩晕、怕风，风邪所致的眼盲视物不清，因风行全身而使骨骼关节疼痛麻痹、胸中烦闷。

药物禁忌

阴血亏虚者、阴虚盗汗者、阳虚自汗者、热病动风者、血虚痉急者忌服。

药材来源

防风为伞形科植物防风的干燥根。

植物概说

防风全体无毛，根粗壮。茎单生，无毛，茎基密生褐色纤维状的叶柄残基。有扁长的叶柄，基部有宽叶鞘。叶互生，两面均无毛；茎生叶与基生叶相似，但较小。花白色，复伞形花序，雄蕊5枚。果实狭圆形或椭圆形，嫩时有疣状突起，成熟时渐平滑。

·药·材·加·工·

初冬采挖，挖出根后去除茎叶和泥土，晒到九成干之后捆把，接着晒到足干或烘干。炮制时，去除残茎，用水浸泡后捞出，润透切片后晒干待用。

生境分布

防风生长于丘陵地带山坡草丛中，或田边，路旁，高山中、下部，分布于东北各地，以及内蒙古、河北、山东、河南、陕西、山西、湖南等地。

对症良方

附方一

配方： 防风二两，川芎一两，人参半两。

用法： 共研为末。每服半钱，临睡时服。

主治： 盗汗。

附方二

配方： 防风、麻黄、薄荷、连翘、川芎、当归、白芍、大黄、芒硝各五钱，石膏、黄芩、桔梗各一两，甘草二两，滑石三两，黑栀、荆芥、白术各一分。

用法： 研成末，每服二钱，加生姜三片，水煎服。

主治： 恶冷壮热，头目昏晕，口苦咽干，咳嗽气逆，大便秘结，小便赤涩，疮疡肿毒，目赤睛痛。

附方三

配方： 防风、白芷各等份。

用法： 上药为末，炼蜜丸弹子大。每嚼一丸，茶清下。

主治： 偏正头风。

麻黄

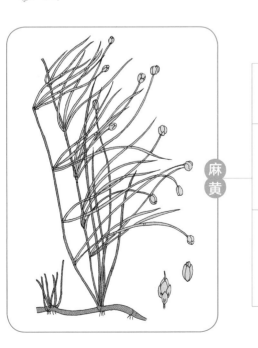

麻黄

别名

龙沙、卑相、卑盐。

性味归经

性温，味辛、微苦。归肺、膀胱经。

功效主治

解表发汗，宣肺平喘，利水消肿。主治恶寒发热，无汗，头痛身疼，肺气不宣，咳嗽气喘，风水肿，小便不利等。

药物禁忌

体虚自汗、盗汗、虚喘及阴虚阳亢者忌服。

药材来源

麻黄为麻黄科植物草麻黄、中麻黄等的干燥草质茎。

植物概说

草麻黄为小灌木，根茎常卧于地。小枝圆形，对生或轮生，干后截面髓部呈棕红色。叶对生，叶片退化成膜质鞘状，下部合生。上部2裂，裂片三角形。5—6月开花，雄球花多呈复穗状。8—9月种子成熟，肉质红色，卵圆形或半圆形。

·药材加工·

秋天、冬天采收，去除木质茎、残根和杂质之后抖净灰屑，切段。也可以洗净后稍润，切段，干燥待用。

生境分布

草麻黄多生长于山坡、平地、河床、干燥荒地、草原及固定沙丘上，分布于辽宁、吉林、内蒙古、宁夏、山西、河北、河南等地。

067

对症良方

附方一

配方： 射干十三枚，麻黄、生姜各四两，细辛、紫菀、款冬花各三两，大枣七枚，五味子半升，半夏八枚。

用法： 上九味，以水一斗二升，先煮麻黄两沸，去上沫，内诸药，煮取三升，分温三服。

主治： 咳嗽气喘，喉间痰鸣，胸膈满闷，痰涎稀白。

附方二

配方： 麻黄（去节）三两，桂枝（去皮）二两，甘草（炙）一两，杏仁（去皮尖）七十个。

用法： 上四味，以水九升，先煮麻黄，减二升，去上沫，内诸药，煮取二升半，去滓，温服八合。覆取微似汗，不须啜粥，余如桂枝法将息。

主治： 恶寒发热，头身疼痛，无汗而喘。

苍耳子

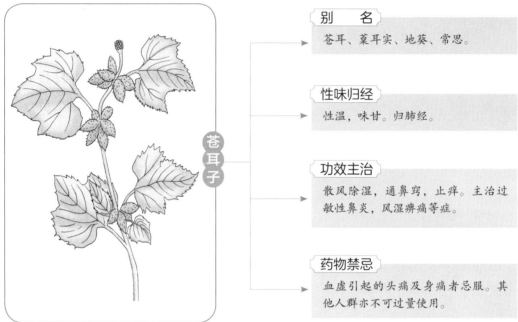

苍耳子

别 名

苍耳、菜耳实、地葵、常思。

性味归经

性温，味甘。归肺经。

功效主治

散风除湿，通鼻窍，止痒。主治过敏性鼻炎，风湿痹痛等症。

药物禁忌

血虚引起的头痛及身痛者忌服。其他人群亦不可过量使用。

药材来源

苍耳为菊科植物苍耳或蒙古苍耳带总苞的果实。

植物概说

苍耳根纺锤状，茎直立，下部圆柱形，上部有纵沟。叶互生，有长柄，叶片三角状卵形或心形。头状花序近于无柄，聚生，单性同株；雄花序球形，总苞片，总苞片小，一列，密生柔毛，花托柱状，托片倒披针形，小花管状，先端5齿裂，雄蕊5枚，花药长圆状线形；雌花序卵形。果绿色、淡黄色或红褐色，倒卵形，瘦果内含1颗种子。

药材加工

秋天和初冬叶子大部分枯萎，果实成熟并由青转黄时，割下全株之后脱粒，筛去灰屑之后晒干。炮制时去除杂质，去刺，微炒至黄褐色，放凉之后待用。

生境分布

苍耳多生长于干旱山坡、荒地荒野、干涸河床、路旁和田边，分布于黑龙江、辽宁、吉林、内蒙古、河北等地。

对症良方

附方一

配方：苍耳子二钱半，薄荷叶、辛夷各半两，白芷一两。

用法：共研细末，每服二钱，用葱茶调服。

主治：鼻塞，流浊涕不止。

附方二

配方：苍耳子三两。

用法：上药炒为末，以水一升半，煎取七合，去滓呷之。

主治：风湿挛痹，一切风气。

附方三

配方：苍耳子（缣丝草子）。

用法：上药炒研为末，每白汤点服一二钱。

主治：鼻渊流涕。

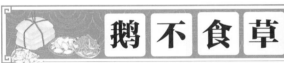

鹅不食草

中医视频课

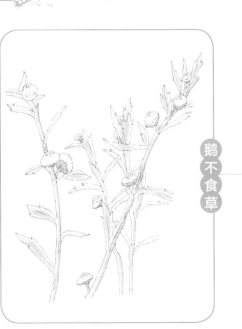

别　名

石胡荽、野园荽、鸡肠草。

性味归经

性温，味辛。归肺、肝经。

功效主治

祛风，化痰，止咳，消痈，通鼻窍。主治感冒，跌打损伤，鼻炎，疟疾，头痛等症。

药物禁忌

脾胃虚弱者忌服。其他人群也不宜过量使用。

药材来源

鹅不食草为菊科植物石胡荽的全草。

植物概说

石胡荽的茎基部多分枝，铺地生长，有蛛丝状微毛或无毛。叶互生，单叶；叶片小，楔状倒披针形或匙形，先端钝，基部楔形，边缘有 3 ~ 5 个锯齿，无毛或叶背有蛛丝状微毛，无叶柄。淡黄绿色或淡紫红色，花序扁球形，单个花序生于叶腋，花序梗极短或无，全部为管状花。果实小，四棱形，棱上有长毛。

· 药 · 材 · 加 · 工 ·

秋、冬季可采收，洗净之后鲜用，也可以晒干之后待用。

生境分布

石胡荽多生长于湿润的田野、园边、草地、路旁、荒地、阴湿的屋边、沟边，分布于东北、华北、华中、华东、华南、西南等地。

对症良方

附方一

配方： 砖缝中生出鹅不食草（夏月采取）。

用法： 晒收为末。每以五钱，汞粉五分，桐油调作隔纸膏，周围缝定。以茶洗净，缚上膏药，黄水出，五六日愈。

主治： 湿毒胫疮。

附方二

配方： 鹅不食草适量。

用法： 捣烂贴之。

主治： 痔疮肿痛。

附方三

配方： 鹅不食草一把。

用法： 杵汁半碗，入酒半碗和服。

主治： 脾寒疟疾。

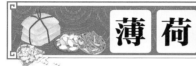

薄荷

中医视频课

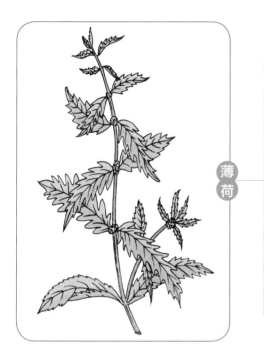

薄荷

别　名

夜息香、蕃荷菜、银丹草。

性味归经

性凉，味辛。归肺、肝经。

功效主治

疏散风热，清利头目，利咽透疹，疏肝解郁。主治眼弦赤烂，感冒咳嗽等症。

药物禁忌

血虚眩晕、阴虚发热者忌服。孕妇忌过量食用。

药材来源

薄荷为唇形科植物薄荷的全草或叶。

植物概说

薄荷的茎呈方形，被逆生的长柔毛及腺点。单叶对生，长圆形或长圆状披针形，边缘具尖锯齿，两面有疏短毛，下面并有腺鳞。花小，淡红紫色。小坚果长圆形，褐色。有清凉的香气。

·药·材·加·工·

植株生长最旺盛或开花初期采收最为适宜，收割后立即进行曝晒，约八成干时扎成小把，晒制足干。去除老茎和杂质，稍微淋上一些清水，切成短段，及时低温干燥待用。

生境分布

薄荷多生长于河旁、山野湿地，分布于全国大部分地区。

对症良方

附方一

配方：薄荷末。

用法：以薄荷末，炼蜜丸芡子大，每噙一丸。白砂糖和之亦可。

主治：清上化痰，利咽膈，治风热。

附方二

配方：川芎、薄荷、朴消各二钱。

用法：上药为末。以少许吹鼻中。

主治：小儿脑热，好闭目，太阳痛，目赤肿。

附方三

配方：薄荷。

用法：上药以生姜汁浸一宿，晒干为末。每用一钱，沸汤泡洗。

主治：眼弦赤烂。

牛蒡子

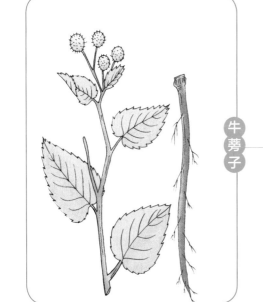

牛蒡子

别　名

大力子、鼠粘子、恶实。

性味归经

性凉，味辛、苦。归胃、肺经。

功效主治

疏散风热，宣肺透疹，清利咽喉，解毒消肿。主治咽喉肿痛，风热咳嗽等症。

药物禁忌

气虚便溏者、痈疽已溃者、泄泻者忌服。

药材来源

牛蒡子为菊科植物牛蒡的成熟果实。

植物概说

牛蒡的主根肥大肉质。根生叶丛生，阔心脏卵形；茎上部的叶逐步变小，叶片表面有纵沟，反面密生灰白色短茸毛，边缘稍带波状或齿牙状。头状花紫色，苞片披针形或线形，成为钩刺的圆球。瘦果长圆形，稍弯曲，略呈三棱形，灰褐色。

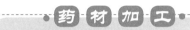

·药·材·加·工·

秋天果实呈灰褐色时分批采收果序，曝晒后打下果实，扬净之后晒至全干。炮制时取净牛蒡子，在锅内用文火炒至微微鼓起呈微黄色，有香气逸出时取出，放凉待用。

生境分布

牛蒡多生长于山坡、灌木丛、山谷、河边湿地、荒地或路旁，分布于黑龙江、辽宁、河北、山东、山西、安徽、江苏、浙江、广西等地。

073

对症良方

附方一

配方： 牛蒡子三两，新豆豉（炒）、羌活各一两。

用法： 上药为末。每服二钱，白汤下。

主治： 风热攻手指，赤肿麻木，甚则攻肩背两膝，遇暑热则大便秘。

附方二

配方： 牛蒡子（炒）、浮萍各等份。

用法： 上药以薄荷汤服二钱，日二服。

主治： 风热隐疹。

附方三

配方： 牛蒡子二两。

用法： 炒研为末。每温水服二钱，日三服。

主治： 风水身肿欲裂。

附方四

配方： 牛蒡子（微炒）一两。

用法： 为末，面糊丸梧子大，每米饮下十丸。

主治： 水蛊腹大。

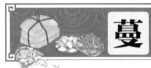

蔓荆子

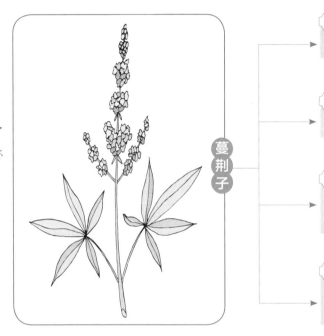

别　名

> 万荆子、蔓荆实、蔓青子。

性味归经

> 性凉，味辛、苦。归胃、肝、膀胱经。

功效主治

> 疏散风热，清利头目。主治血管性头痛，偏头痛等症。

药物禁忌

> 血虚有火之头痛目眩者、胃虚者忌服。

药材来源

蔓荆子为马鞭草科植物蔓荆或单叶蔓荆的果实。

植物概说

蔓荆多为灌木，少数为小乔木，小枝四棱形，密生细毛。叶多数为三出复叶。圆锥花序顶生，花萼钟形。核果即蔓荆子，为圆球形，基本呈黑色，有些呈灰黑色或棕褐色，被灰白色粉霜，有细纵沟4条。

· 药 · 材 · 加 · 工 ·

夏天、秋天果实成熟时采收，去除杂质，晒干。炮制时取净蔓荆子，用清炒法微炒之后储藏，用时捣碎。

生境分布

蔓荆多生长于海边、河湖沙滩上，分布于山东、江西、浙江、福建、广东、广西等地。

附方一

配方：皂角刺、蔓荆子各等份。

用法：药研为末。每温酒服二钱。

主治：产后乳汁不泄，结毒。

附方二

配方：蔓荆子、熊脂各等份。

用法：上药以醋调涂。

主治：令发长黑。

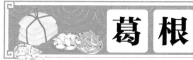

葛 根

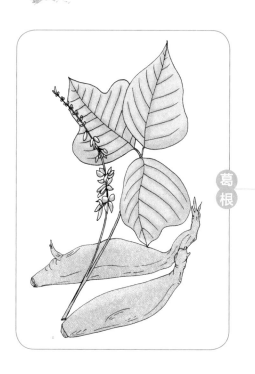

葛根

别　名

生葛、干葛、鸡齐根、鹿藿、黄芍。

性味归经

性平，味辛、甘。归胃、脾经。

功效主治

解表退热，生津，透疹，升阳止泻。主治外感发热头痛，高血压，颈项强痛，糖尿病，热疹，泄泻等症。

药物禁忌

脾胃虚寒者忌服。

药材来源

葛根为豆科植物野葛或甘葛藤的干燥根。

植物概说

野葛的块根呈圆柱形，肥厚，外皮灰黄色，内部粉质，纤维性很强。植株全体密生棕色粗毛。叶互生，柄长，叶片菱状圆形。秋天开花，花密，小苞片卵形或披针形；花冠蝶形，紫红色。荚果条形，扁平，密生黄色长硬毛。

· 药· 材· 加· 工·

秋天采挖，洗净之后去除外皮，切片后晒干或烘干待用。也有在切片后用盐水、白矾水或淘米水浸泡，将硫黄熏后晒干，令颜色显得白净。

生境分布

野葛多生长于山坡草丛、路旁以及疏林中的较阴湿处，在我国大部分地区均有分布。

对症良方

附方一

配方： 葛根四两，麻黄（去节）、生姜（切）各三两，桂枝（去皮）、芍药、甘草（炙）各二两，大枣（劈）十二枚。

用法： 上七味，以水一斗，先煮麻黄、葛根，减二升，去白沫，内诸药，煮取三升，去滓，温服一升。覆取微似汗，余如桂枝法将息及禁忌。诸汤皆仿此。

主治： 恶寒发热，头痛，项背强急，无汗恶风。

附方二

配方： 葛根十五两，升麻、芍药、炙甘草各十两。

用法： 上为粗末。每服三钱，用水一盏半，煎取一中盏，去滓，稍热服，不拘时候，一日二三次。以病气去，身清凉为度。

主治： 疹发不出，恶风身热，头身疼痛，咳嗽，目赤流泪，口渴。

附方三

配方： 葛根半斤，黄芩、黄连各三两，炙甘草二两。

用法： 上四味，以水八升，先煮葛根，减二升，内诸药，煮取二升，去滓，分二次温服。

主治： 身热，下利臭秽，胸脘烦热，口干作渴。

附方四

配方： 葛根汁二升。

用法： 分三服。

主治： 妊娠热病。

柴 胡

中医视频课

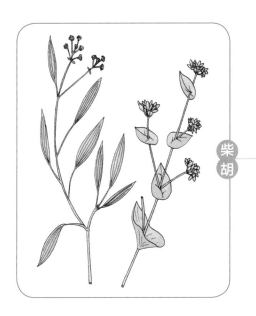

柴胡

别　名

苄胡、地薰、山菜、芸蒿。

性味归经

性凉，味辛、苦。归心包、肝、胆、三焦经。

功效主治

疏散退热，疏肝解郁，升举阳气。主治感冒发热，寒热往来，胁肋胀痛，月经不调，脱肛，子宫脱垂。

药物禁忌

真阴亏损、肝阳上升者忌服。

药材来源

柴胡为伞形科植物柴胡、狭叶柴胡的干燥根。

植物概说

柴胡的主根粗壮，长圆锥形或圆柱形，呈黑褐色或棕褐色，质坚硬。茎直立，单生或丛生，实心，表面有细纵棱，单叶互生；叶片倒披针形或条状宽披针形，顶端渐尖，有短芒尖头，基部收缩成叶鞘抱茎，叶边缘全缘，有纵向平行叶脉7~9条，叶面绿色，叶背淡绿色，常有白霜；无叶柄；茎顶部叶较小。花鲜黄色，双悬果，长圆形或长圆形卵状，有果棱。

·药·材·加·工·

秋天植株开始枯萎时，春天新梢还没有长出之前采挖。去除残茎、泥土之后晒干，或者切断之后再晒干。

生境分布

柴胡多生长于干燥的荒山坡、田野、路旁，分布于山东、浙江、湖北、四川、山西、西藏、吉林、辽宁、河南等地。

对症良方

附方一

配方：柴胡、前胡、川芎、枳壳、羌活、独活、茯苓、桔梗、人参、甘草各三十两。

用法：上为粗末。每服二钱，水一盏，加生姜、薄荷各少许，同煎七分，去滓，不拘时服，寒多则热服，热多则温服。

主治：恶寒发热，头颈强痛，肢体酸痛，无汗，咳嗽有痰。

附方二

配方：柴胡、干葛、甘草、黄芩、羌活、白芷、芍药、桔梗。

用法：水二盅，加生姜三片，大枣二枚，槌法加石膏末一钱，煎之热服。

主治：恶寒渐轻，身热增盛，无汗头痛，眼眶痛，心烦不眠。

木贼

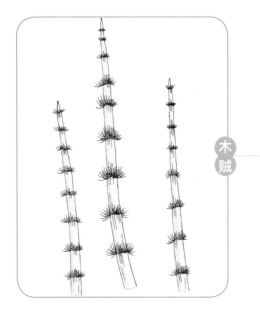

木贼

别名
节骨草、木贼草、笔头草。

性味归经
性平，味甘、苦。归肺、肝经。

功效主治
散风热，退目翳，止血。主治外感风寒湿邪，无汗身痛等症。

药物禁忌
气血虚弱者及暑热伤血、目赤肿痛者忌服。

药材来源

木贼为木贼科植物木贼的全草。

植物概说

木贼的根状茎粗短，黑褐色。横生地下，节上长出密集轮生的黑褐色根。地上茎单一或仅于基部分枝，中空，有节，有棱沟20～30条，甚粗糙。叶退化成鞘筒状，包于节间。孢子囊穗顶生，紧密，长圆形，先端尖头，无柄，孢子具弹丝。

·药·材·加·工·

夏天、秋天采割，去除杂质，晒干或阴干储藏，使用时切段生用。

生境分布

木贼多生长于山坡林下阴湿处或河岸、溪边等处，广泛分布于全国大部分地区。

对症良方

附方一
配方：苍术（泔浸七日，去皮切焙）半斤，木贼二两。
用法：上药为末。每服一钱，茶酒任下。
主治：眼目昏涩。
附方二
配方：木贼五钱。
用法：上药水煎温服，日二服。
主治：泻血不止。

升麻

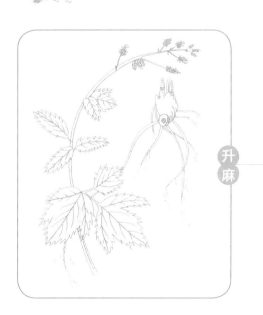

升麻

别　名

> 周升麻、鸡骨升麻、周麻。

性味归经

> 性寒，味辛、甘。归胃、肺、脾、大肠经。

功效主治

> 发表透疹，清热解毒，升举阳气。主治风热头痛，口疮，咽喉肿痛，斑疹等症。

药物禁忌

> 阴虚阳浮、喘满气逆及麻疹已透的情况下禁止服用。

药材来源

升麻是毛茛科植物升麻、大三叶升麻、兴安升麻的干燥根茎。

植物概说

升麻根状茎粗壮且坚实，高1米或更高，有短柔毛。叶为羽状复叶，叶柄很长。花序为复总状花序，有分枝，无花瓣。蓇葖果呈长圆形，种子椭圆形。

· 药 · 材 · 加 · 工 ·

秋天采挖，去除泥沙，将须根晒干后去除（也可燎除）须根晒干。炮制时除去杂质，略微泡过之后洗净，润透，切成薄片，干燥后待用。

生境分布

升麻生长在海拔较高的山地林缘、林中或路边的草丛中，在西藏、云南、四川、青海、甘肃、陕西、山西、河南等地均有分布。

对症良方

附方一
配方：升麻三两，清酒五升。
用法：煮取二升，分半再服。
主治：产后恶血不尽，或经月半年。

附方二
配方：升麻一两，黄连三分。
用法：为末，绵裹含咽。
主治：口舌生疮。

泻下良药

以通利大便为主的药物，有攻下胃肠积滞，荡涤实热，攻逐水饮，驱除寄生虫等功效，可分为攻下药、润下药与峻下逐水药。

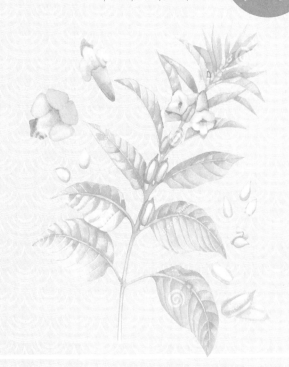

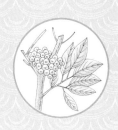

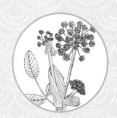

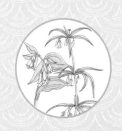

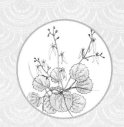

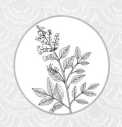

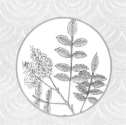

082

中医视频课

大 黄

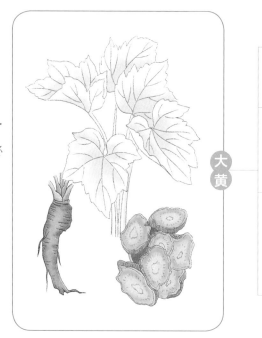

大黄

别 名

将军、黄良、火参。

性味归经

性寒，味苦。归脾、胃、大肠、肝经。

功效主治

泻热通便，凉血解毒。主治血瘀经闭，跌打瘀痛，湿热黄疸，里急后重，淋病，水火烫伤，血热出血等。

药物禁忌

脾胃虚弱、虚寒等病症患者忌服。其他人群也不可超量服用，更不可长期服用。

药材来源

大黄为蓼科植物掌叶大黄、唐古特大黄和药用大黄的干燥根及根茎。

植物概说

掌叶大黄的肉质根及根状茎粗壮。茎中空，基生叶大，具粗壮长柄。花小，黄白色或紫红色，圆锥状花序。瘦果矩圆形。种子棕黑色，宽卵形。

·药·材·加·工·

夏天种子成熟后采挖。去除细根，刮去外皮，切成小瓣或小段，用绳子穿成串后干燥，也可以直接干燥。加工时去除杂质，洗净润透后切成厚片或块，晾干后待用。

生境分布

掌叶大黄多生长于阴湿处，分布于西北、西南各地，南方高寒山区有栽培。

附方一

配方： 大黄（酒洗）四两，厚朴（炙）半斤，枳实（炙）五枚，芒硝三合。

用法： 上四味，以水一斗，先煮厚朴、枳实，取五升，去滓，内大黄，更煮取二升，去滓，内芒硝，更上微火，一两沸，分温再服，得下，余勿服。

主治： 热厥，痉病，发狂。

附方二

配方： 大黄三两，附子（炮）三枚，细辛二两。

用法： 上三味，以水五升，煮取二升，分温三服。若强人煮取二升半，分温三服，服后如人行四五里，再进一服。

主治： 发热，便秘腹痛，胁下偏痛，手足不温。

附方三

配方： 细生地黄、玄参、麦冬各五钱，生甘草二钱，人参（另煎）、当归各一钱五分，生大黄三钱，芒硝一钱，海参二条，姜汁六匙。

用法： 水八杯，煮取三杯，先用一杯，冲人参汁五分、姜汁二匙，顿服之。如腹中有响声，或转失气者，为欲便也。候一二时不便，再如前法服一杯，候二十四刻不便，再服第三杯。如服一杯即得便，止后服，酌服益胃汤一剂，余人参汁或可加入。

主治： 腹胀而硬，大便秘结，体倦少气，口干舌燥。

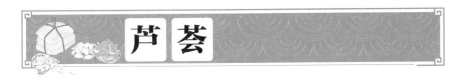

芦荟

中医视频课

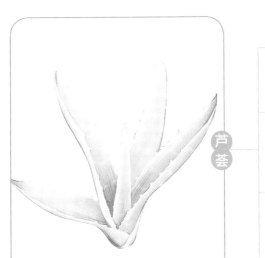

芦荟

别名

油葱、斑纹芦荟。

性味归经

性寒，味苦。归肝、大肠经。

功效主治

清暑利湿，凉血解毒。主治百日咳，大便不通等症。

药物禁忌

脾胃虚寒作泻者、不思饮食者忌服。

药材来源

芦荟为百合科植物芦荟的全草，常用的为叶汁经浓缩的干燥品。

植物概说

芦荟的茎极短，有匍枝。叶丛生于茎上，莲座状，肉质，多汁；叶片披针形，肥厚，边缘有刺状小齿。花下垂，红黄色带斑点。蒴果三角形，室背开裂。

> **·药·材·加·工·**
>
> 秋天分批割取中下部生长良好的叶片，切口向下直立放置在盛器中，待流出的液汁干燥后储藏待用。

生境分布

芦荟生长于疏松肥沃、排水良好的沙土中，我国南方各省有栽培。

对症良方

附方一

配方：使君子、芦荟各等份。

用法：上药为末。米饮每服一钱。

主治：小儿脾疳。

附方二

配方：石膏、芦荟、茯苓、生地黄、天花粉各一钱，黄柏五分，人参三分，甘草（炙）三钱。

用法：水煎服，数剂必轻。

主治：小儿走马疳。

附方三

配方：芦荟七钱，朱砂五钱。

用法：芦荟研细，朱砂水飞过，再滴好酒少许为丸，如梧桐子大，每服一二钱，用好酒或开水送下。

主治：津液不足，肠干便秘。

附方四

配方：芦荟数分。

用法：白酒磨化，和冰片二三厘，调搽。

主治：痔瘘胀痛，血水淋漓。

黑芝麻

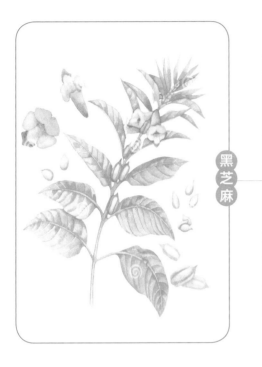

别　名

脂麻、乌麻子、巨子。

性味归经

性平，味甘。归脾、肝、肾经。

功效主治

滋补肝肾，养血益精，润肠通便。主治肝肾虚弱，耳鸣耳聋，视物昏花，须发早白，肠燥便秘等症。

药物禁忌

患有慢性肠炎者、便溏腹泻者忌服。

药材来源

黑芝麻为胡麻科植物芝麻的干燥成熟种子。

植物概说

芝麻的茎呈方形，全株被毛。叶对生，具长柄；叶片长圆形至披针形；基生叶常三裂，中部叶有齿缺，上部叶为披针形，全缘。单花腋生，白色或淡红色。蒴果长圆状圆筒形，有细毛。种子多数。

·药·材·加·工·

夏天、秋天等待地上茎叶成熟后齐根收割，捆成小捆，倒立晒干后脱粒，晒干之后去除杂质储藏待用。

生境分布

芝麻多为栽培，喜温暖环境，全国各地均有栽培，尤以河南、河北、安徽等地居多。

对症良方

附方一

配方：黑芝麻。

用法：九蒸九晒，研末，枣膏丸，服之。

主治：白发返黑。

附方二

配方：新黑芝麻一升。

用法：微炒，摊冷为末，新汲水调服三钱。或丸弹子大，水下。

主治：中暑毒死。

郁李仁

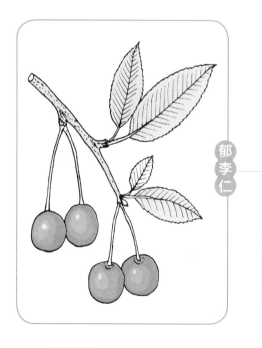

别名

山梅子、小李仁、郁子、郁里仁、李仁肉。

性味归经

性平，味辛、甘、苦。归脾、小肠经。

功效主治

润燥滑肠，下气，利水。主治腹部水肿胀满，面目及四肢浮肿，能通利小便水道。它的根主治牙龈肿痛、龋齿，具有坚固牙齿的作用。

药物禁忌

阴虚液亏者、大便不实者、孕妇忌服。

药材来源

郁李仁为蔷薇科植物欧李的种仁。

植物概说

欧李的树皮呈灰褐色，有不规则纵条纹；幼枝呈黄棕色，光滑。叶互生；

叶柄被短柔毛，托叶 2 枚，线形，早落；叶片通常为长卵形或卵圆形，稀为卵状披针形，先端渐尖，基部呈圆形，边缘有缺刻状尖锐重锯齿，上面呈深绿色，无毛，下面呈淡绿色，脉上无毛或有稀疏柔毛。花瓣呈白色或粉红色，倒卵状椭圆形。核果近球形，深红色，核表面光滑。

·药·材·加·工·

夏天、秋天采收成熟果实，放置阴湿处，等果肉腐烂后，取果核，干燥，之后去除核壳。

生境分布

欧李生长于荒山坡或沙丘边，分布于黑龙江、吉林、辽宁、内蒙古、河北、山东等地。

对症良方

附方一

配方： 大黄（酒浸后炒过）、郁李仁（去皮，研为末）各一钱，滑石末一两。

用法： 一起捣和成丸子，如黍米大。二岁小儿服三丸，其他年龄儿童根据情况加减，开水送下。

主治： 小儿惊痰实，二便不通。

附方二

配方： 郁李仁一合。

用法： 捣成末，和面做饼吃，吃下即可通便，气泄出后即愈。

主治： 肿满气急，睡卧不得。

附方三

配方： 郁李仁（捣烂，水磨取汁）十二分，薏苡仁（捣如粟大）三合。

用法： 一同煮粥吃下。

主治： 心腹胀满，二便不通，气急喘息，脚气浮肿。

附方四

配方： 郁李仁三七枚。

用法： 嚼烂，以新汲水或温汤下。须臾痛止，却热呷薄盐汤。

主治： 猝心痛刺。

中医视频课

甘遂

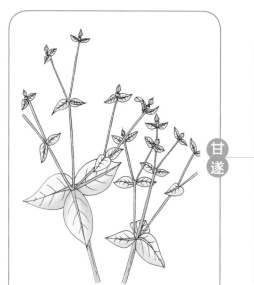

别　名

主田、猫儿眼、甘泽、重泽。

性味归经

性寒，味苦。归肺、大肠、肾经。

功效主治

泄水逐饮，祛痰定惊，解毒消肿。主治疝瘕引起的腹部痞满肿大，胀满，面目浮肿，宿食消化不良，能破除症结、积聚，使水道、谷道通利。

药物禁忌

虚寒阴水者及孕妇忌服。体弱者慎用。

药材来源

甘遂为大戟科植物甘遂的干燥块根。

植物概说

甘遂全株含白色乳汁。根长纺锤形，长椭圆形或略呈球形、棒状，两端渐细，中间有时缢缩成连珠状。茎直立，下部稍木质化，淡红紫色，上部淡绿色。叶互生，线状披针形或披针形，先端钝，基部宽楔形或近圆形，下部叶淡红紫色。杯状聚伞花序，顶生，稀腋生。蒴果近球形。

·药·材·加·工·

春天开花前或秋天茎叶枯萎后采挖，剥去外皮，晒干。

生境分布

甘遂生长于低山坡、沙地、路旁等，主要分布于陕西、山东、甘肃、河南等地。

对症良方

附方一

配方：甘遂二钱。

用法：生研为末，放入猪肾中，外包湿纸煨熟吃下。每日吃一次至五次。如觉腹鸣，小便亦通畅，即是见效。

主治：身面浮肿。

附方二

配方：甘遂、大戟各一两。

用法：慢火炙后，共研为末。每取二三分，加水半碗，煎开几次，待温服下。

主治：水鼓气喘。

附方三

配方：甘遂半两，木鳖子仁四个。

用法：共研为末。每取四钱，放入猪肾中，湿纸包好煨熟，空心吃，米汤送下。

主治：脚气肿痛。

商陆

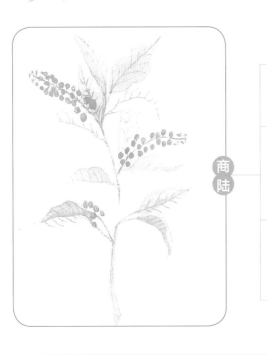

别　名

当陆、章柳根、白昌。

性味归经

性寒，味苦。归脾、膀胱经。

功效主治

逐水消肿，通利二便，解毒散结。主治水肿胀满、疝瘕、痹证；用商陆外贴患处可消除痈肿，杀病邪。

药物禁忌

脾胃虚弱者、孕妇忌服。

药材来源

商陆为商陆科植物商陆和垂序商陆的根。

植物概说

商陆的根粗壮，圆锥形，肉质。茎绿色或紫红色，多分枝。单叶互生，叶片卵状椭圆形或椭圆形，全缘。总状花序，顶生或侧生，花白色或淡红色。浆果扁球形，由8个分果相接排成一圆轮，熟时紫红色，多汁。

药材加工

冬季倒苗时采挖，横切成薄片，晒干或炕干。生用或醋炙用。

生境分布

商陆生长于疏林下、林缘、路旁、山沟等湿润的地方，我国大部分地区都有分布，主要分布于河南、安徽、湖北等地。

对症良方

附方一

配方： 商陆（干者）、当归（切、炒）各一分，紫葳、蒲黄各一两。

用法： 捣罗为散，空腹温酒调下二钱匕。

主治： 产后血块时攻心腹，疼痛不可忍。

附方二

配方： 一商陆根。

用法： 捣烂搭涂患处，药干即换。

主治： 石痈，湿疮，疬子。

附方三

配方： 商陆一升。

用法： 水二斗，煮取一斗，去滓；羊肉（切）一斤入内煮熟，下葱、豉、五味调和如臛法，食之。

主治： 身面浮肿。

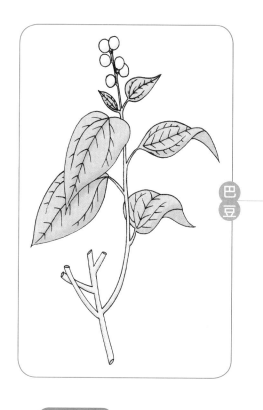

巴豆

别 名

巴菽、江子、双眼龙、芒子、八百力。

性味归经

性热，味辛。归胃、大肠经。

功效主治

泻下寒积，逐水消肿，祛痰利咽。主治伤寒、温疟引起的发寒发热，破除气血郁结、积聚肿块、膈间留饮、痰癖、大腹胀满，能清理五脏六腑，疏通体内闭塞，通利水道和谷道，去除腐恶之肉，治疗蛊毒、鬼疰等严重的传染病，具有毒杀虫鱼的功效。

药物禁忌

无寒实积滞者、孕妇及体弱者忌服。不宜与牵牛子同用。

巴豆

药材来源

巴豆是大戟科植物巴豆的干燥成熟果实，其根及叶亦供药用。

植物概说

巴豆幼枝绿色，被稀疏星状柔毛，老枝无毛；二年生枝呈灰绿色，有不明显黄色细纵裂纹。叶互生，叶片卵形或长圆状卵形，先端渐尖，基部圆形或阔楔形，近叶柄处有二腺体，叶缘有疏浅锯齿，两面均有稀疏星状毛，主脉三出；托叶早落。花单性，雌雄同株；总状花序顶生，蒴果长圆形至倒卵形，有三钝角。种子长卵形，淡黄褐色。

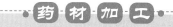

·药·材·加·工·

夏天、秋天果实成熟时采收，晒干后去除果壳，收集种子，扬净待用。

生境分布

巴豆生长于山谷、溪边、旷野，有时亦见于密林中，分布于四川、湖南、湖北、云南、贵州、广西、广东、福建、浙江和江苏等地。

对症良方

附方一
配方： 巴豆仁一升，清酒五升。
用法： 同煮三日三夜，研烂，合酒微火煎至能团成丸子，做丸如豌豆大。每服一丸，水送下。想呕吐者服二丸。
主治： 宿食不化，大便闭塞。

附方二
配方： 巴豆（去皮、心，炙黄）九十枚，杏仁（去皮、尖，炙黄）六十枚。
用法： 共捣丸如小豆大。每服一丸，水送下，以泻为度。
主治： 水蛊大腹，皮肤色黑。

附方三
配方： 巴豆（去皮、心）二钱，皂荚（去皮、子）六钱。
用法： 捣烂和成丸子，如绿豆大。每服一丸，冷汤送下。
主治： 疟，积疟。

化痰止咳平喘良药

以清肺化痰、宣肺平喘为主要作用的药物。可分为温寒化痰药、清热化痰药和止咳平喘药。

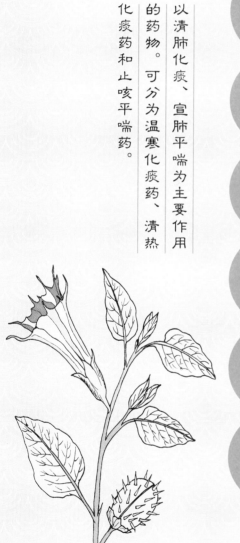

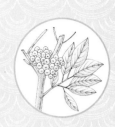

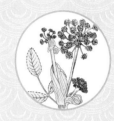

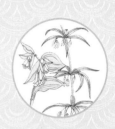

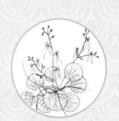

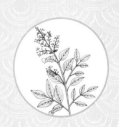

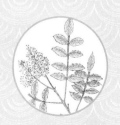

旋覆花

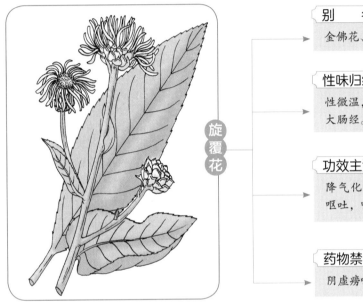

别名

金佛花、金佛草、六月菊、旋复花。

性味归经

性微温，味苦、辛、咸。归肺、胃、大肠经。

功效主治

降气化痰，降逆止呕。主治嗳气，呕吐，咳喘痰多等症。

药物禁忌

阴虚痨嗽者、风热燥咳者忌服。

药材来源

旋覆花为菊科植物旋覆花或欧亚旋覆花的花序。

植物概说

旋覆花茎直立，有细纵棱和长伏毛，根茎粗壮。单叶，互生，无叶柄；叶片长圆形或长圆状披针形，叶面有疏毛或近无毛，叶背有伏毛和腺点。花小，黄色，头状花序生于枝顶，排成伞房状。总苞半球形；边缘为舌状花，舌片黄色，线形。中央为管状花。果实圆柱形，顶端有短柔毛。

·药·材·加·工·

夏天、秋天花开放时采收，去掉杂质，晒干。

生境分布

旋覆花喜温暖、湿润的环境，多生长于山坡、路旁、田边或河边湿地，主要分布于东北、华北、西北及华东等地。

对症良方

附方一

配方： 旋覆花、炙甘草各三两，人参二两，生姜五两，代赭一两，半夏（洗）半升，大枣（擘）十二枚。

用法： 上七味，以水一斗，煮取六升，去滓，再煎取三升，温服一升，日三服。

主治： 心下痞闷或胀满，频频嗳气，反胃呃逆。

附方二

配方： 旋覆花、前胡、细辛各一钱，荆芥一钱半，半夏五分，炙甘草三分，赤茯苓六分。

用法： 加生姜五片、大枣一枚，水煎温服。

主治： 发热，咳嗽痰多，头目昏痛。

半夏

中医视频课

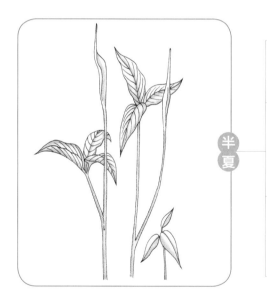

半夏

别　名
地文、水玉。

性味归经
性平，味辛。归脾、胃、肺经。

功效主治
燥湿化痰，降逆止呕，消痞散结。主治痰多咳喘，痰厥头痛，呕吐反胃等症。

药物禁忌
一切血证及阴虚燥咳、津伤、口渴者忌服。孕妇慎服。

药材来源

半夏为天南星科植物半夏的块茎。

植物概说

半夏地下块茎呈球形。基生叶三出复叶，小叶椭圆状披针形，常在三片小叶联合处和叶柄下部内侧生一珠芽。肉穗花序，为绿色佛焰苞包围，两性花，花序先端附属物细长，伸出苞外。浆果卵状椭圆形或卵圆形，顶端尖，绿色，花柱明显。

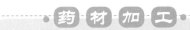

·药·材·加·工·

秋天采挖，去除杂质，洗净，去掉外皮和须根，晒干或烘干。

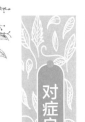

生境分布

半夏多生于山坡、溪边阴湿的草丛中或林下，全国各地均有分布，主要分布在东北、华北及长江流域。

对症良方

附方一

配方： 天南星、半夏（俱汤洗）各一两，白术一两半。

用法： 上为细末，糊为丸，如桐子大。每服五七十丸，生姜汤下。

主治： 湿痰，咳嗽，面黄，肢体沉重。

附方二

配方： 半夏不拘多少。

用法： 香油炒，为末，粥丸梧子大。每服二十丸，姜汤下。

主治： 湿痰喘急，心痛。

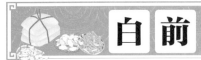

白前

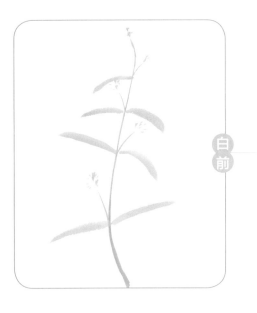

白前

别　名

▶ 石蓝、嗽药、竹叶白前。

性味归经

▶ 性微温，味辛、甘。归肺经。

功效主治

▶ 祛痰镇咳，清肺热，降肺气。主治咳嗽痰多，胸满喘急等症。

药物禁忌

▶ 咳嗽气逆者、气虚者忌服。胃病患者、出血倾向者慎服。

药材来源

白前为萝藦科植物柳叶白前及芫花叶白前的干燥根及根茎。

植物概说

白前的根茎匍匐。茎直立，单一，下部木质化。单叶对生，具短柄；叶片披针形至线状披针形，先端渐尖，基部渐狭，边缘反卷；下部的叶较短而宽，顶端的叶渐短而狭。聚伞花序腋生，花冠紫色。种子多数，顶端具白色细茸毛。

> **·药·材·加·工·**
>
> 秋天或春天发芽前采挖，去掉地上茎，洗净，干燥。

生境分布

白前多生长于山谷湿地、江边河岸及沙石之间，主要分布于甘肃、江苏、安徽、浙江、湖南、贵州、江西、福建、广东、广西等地。

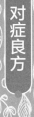

对症良方

附方一

配方：桔梗、荆芥、紫菀、百部、白前各二斤，甘草十二两，陈皮一斤。

用法：共研细末，每服三钱，开水调下，食后或临卧服。初感风寒，生姜汤调下。

主治：外感咳嗽，咯痰不爽。

附方二

配方：白前三两，桑白皮、桔梗各二两，甘草（炙）一两。

用法：上四味切，以水二大升，煮取半大升，空腹顿服。若重者，十数剂。忌猪肉、海藻、菘菜。

主治：久嗽兼唾血。

附方三

配方：白前。

用法：捣为末，温酒调二钱匕，服。

主治：久患暇呷咳嗽，喉中作声。

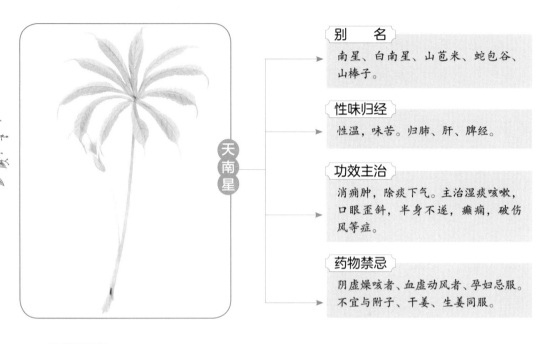

天 南 星

别　名

> 南星、白南星、山苞米、蛇包谷、山棒子。

性味归经

> 性温，味苦。归肺、肝、脾经。

功效主治

> 消痈肿，除痰下气。主治湿痰咳嗽，口眼歪斜，半身不遂，癫痫，破伤风等症。

药物禁忌

> 阴虚燥咳者、血虚动风者、孕妇忌服。不宜与附子、干姜、生姜同服。

天南星

药材来源

天南星为天南星科植物天南星、异叶天南星、东北天南星的干燥块茎。

植物概说

天南星的块茎呈扁球形，外皮黄褐色，生有须根，叶从叶芽苞内抽出，绿色，杂有褐色或赤色斑纹；小叶片呈辐射状排列，条形、披针形，先端渐尖，并延长为丝状。肉穗花序从叶柄下部抽出。果序圆柱形，如玉米棒，果实红色。

·药·材·加·工·

冬天茎叶枯萎时采挖，除去须根及外皮，晒干。

生境分布

天南星多生长于阴湿沟边及山坡林下石缝中，全国各地均有分布，主要分布于河北、河南、广西、陕西、湖北、四川、贵州、云南、山西等地。

对症良方

附方一

配方： 天南星、苍术各等份，生姜三片。

用法： 水煎服之。

主治： 痰湿臂痛，右边者。

附方二

配方： 天南星（大者，去皮）、茴香（炒）各等份。

用法： 研为细末，盐醋煮面糊丸，如梧桐子大，每服二十丸，食后姜汤下。

主治： 风痰头痛。

白附子

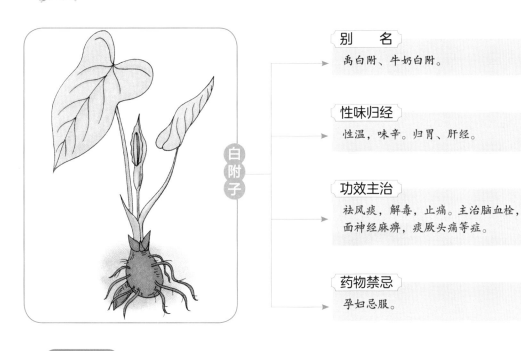

别　名

禹白附、牛奶白附。

性味归经

性温，味辛。归胃、肝经。

功效主治

祛风痰，解毒，止痛。主治脑血栓，面神经麻痹，痰厥头痛等症。

药物禁忌

孕妇忌服。

药材来源

白附子为天南星科植物独角莲的干燥块茎。

植物概说

独角莲的块茎呈卵圆形或卵椭圆形，外被褐色小鳞片，块茎上端有须根。

叶根生，戟状箭形，大小不等，先端渐尖，基部呈箭形，叶脉平行，侧脉伸至边缘时连成网状；叶柄呈圆柱形，肉质，绿色，常带紫色细纵条斑点。肉穗花序，顶端延长成紫色棒状附属物，不超出佛焰苞。

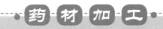

·药·材·加·工·

冬季倒苗后采挖，除去须根和外皮，晒干。

生境分布

独角莲喜阴湿的环境，多生长于林下、山涧、水沟中，主要分布于吉林、辽宁、河北、山东、河南、湖北、湖南、陕西、甘肃、四川、西藏等地。

对症良方

附方一
配方： 天南星、防风、白芷、天麻、羌活、白附子各等份。
用法： 上为末，每次服二钱，热酒一盏调服，更敷患处。若牙关紧闭，腰背反张者，每服三钱，用热童便调，虽内有瘀血亦愈。至于昏死，心腹尚温者，连进二服，亦可保全。若治疯犬咬伤，更用漱口水洗净，搽伤处。
主治： 牙关紧急，角弓反张，口撮唇紧。

附方二
配方： 白附子（炮去皮脐）、石膏（煅红）各半斤，朱砂二两二钱半，龙脑一钱。
用法： 为末，粟米饭丸小豆大。每服三十九，食后茶、酒任下。
主治： 风痰眩晕，头痛气郁，胸膈不利。

附方三
配方： 白附子、天南星、半夏各等份。
用法： 生研为末，生姜自然汁浸，蒸饼丸绿豆大。每服四十九，食后姜汤下。
主治： 痰厥头痛。

附方四
配方： 白附子末、枯矾各等份。
用法： 研末，涂舌上，有涎吐出。
主治： 喉痹肿痛。

洋金花

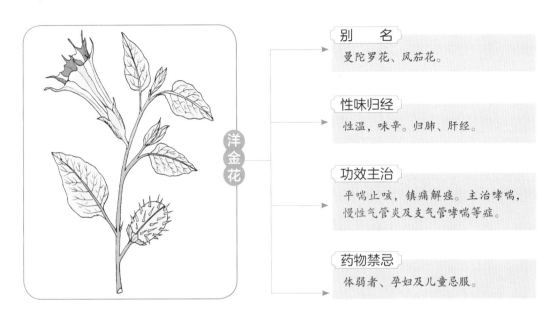

别　名

曼陀罗花、风茄花。

性味归经

性温，味辛。归肺、肝经。

功效主治

平喘止咳，镇痛解痉。主治哮喘，慢性气管炎及支气管哮喘等症。

药物禁忌

体弱者、孕妇及儿童忌服。

101

药材来源

洋金花为茄科植物白曼陀罗、毛曼陀罗的干燥花。

植物概说

白曼陀罗全株近于无毛，茎上部呈二歧分枝。单叶互生，上部常近对生，叶片卵形至广卵形，先端尖，基部两侧不对称，全缘或有波状短齿。花单生于枝的分叉处或叶腋间；花萼筒状，黄绿色；花冠大漏斗状，白色，有五角棱，各角棱直达裂片尖端。蒴果表面具刺，斜上着生，成熟时由顶端裂开，种子略呈三角形。花黄棕或灰棕色，常干缩成条状，花萼筒状。完整的花冠浸软后展开，呈喇叭状。质脆易碎，气特异，味微苦。

·药·材·加·工·

夏天、秋天盛花期采摘，选择花冠伸长且露白的花朵，晒干。

生境分布

白曼陀罗多为栽培，也有野生的，全国各地均有分布，主要分布于江苏、浙江、福建、广东等地。

附方一

配方： 洋金花五两，火硝一钱，川贝一两，法夏八钱，泽兰六钱，冬花五钱。

用法： 上共研细末，用老姜一斤，捣烂取汁，将药末和匀，以有盖茶盅一只盛贮封固，隔水蒸一小时久，取出，以熟烟丝十两和匀，放通风处，吹至七八成干（不可过于干燥，恐其易碎）时，贮于香烟罐中备用。每日以旱烟筒或水烟袋，如寻常吸烟法吸之。

主治： 哮喘。

附方二

配方： 洋金花七朵（重一字），全蝎（炒）十枚，天南星（炮）、天麻、丹砂、乳香各二钱半。

用法： 为末。每服半钱，薄荷汤调下。

主治： 小儿慢惊。

对症良方

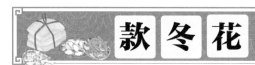

中医视频课

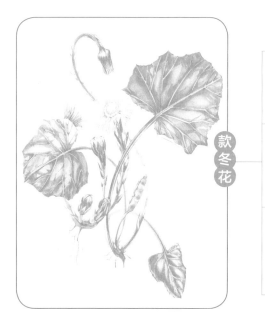

款冬花

别名

冬花、款花、看灯花、艾冬花、九九花。

性味归经

性温，味辛、微苦。归肺经。

功效主治

润肺下气，化痰止咳。主治咳嗽，气喘等症。

药物禁忌

阴虚痨嗽者忌服。

药材来源

款冬花为药菊科植物款冬的花蕾。

植物概说

款冬的叶基生，具长柄；叶片圆心形，先端近圆或钝尖，基部心形，边缘有波状疏齿，下面密生白色茸毛。款冬花冬天先叶开放，花淡紫褐色，花茎数个，被白茸毛；鳞状苞叶椭圆形，头状花序单一顶生，黄色，外具多数被茸毛的总苞片，边缘具多层舌状花，雌性；中央管状花两性。瘦果长椭圆形，具纵棱，冠毛淡黄色。

·药·材·加·工·

在12月花尚未出土时采挖，摘取花蕾，去净花梗及泥土，阴干。

生境分布

款冬喜向阳的环境，多生长于河边、沙地中，主要分布于河北、河南、湖北、四川、山西、甘肃、内蒙古、新疆、青海、西藏等地。

对症良方

附方一

配方：白果二十一枚，麻黄、半夏、款冬花、桑白皮各三钱，苏子二钱，杏仁、黄芩各一钱五分，甘草一钱。

用法：水煎服。

主治：咳喘痰多，喉中啸鸣。

附方二

配方：人参、款冬花、桑白皮、桔梗、五味子、阿胶、乌梅各一两，贝母半两，罂粟壳八两。

用法：上为细末，每服三钱，白汤点服，嗽住止后服。

主治：久咳不已，咳甚则气喘自汗，痰少而黏。

附方三

配方：紫菀、款冬花各三两。

用法：上药粗捣罗为散，每服三钱，以水一中盏，入生姜半分，煎至六分，去滓温服，日三至四服。

主治：久嗽不止。

枇杷叶

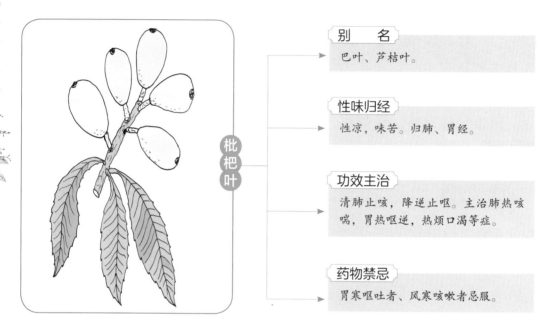

别 名

巴叶、芦桔叶。

性味归经

性凉，味苦。归肺、胃经。

功效主治

清肺止咳，降逆止呕。主治肺热咳喘，胃热呕逆，热烦口渴等症。

药物禁忌

胃寒呕吐者、风寒咳嗽者忌服。

药材来源

枇杷叶为蔷薇科植物枇杷的叶子。

植物概说

枇杷的茎直立，小枝粗壮，被锈色绒毛。单叶互生，革质，长椭圆形至倒卵状披针形，先端短尖，基部楔形，边缘有疏锯齿，上面深绿色有光泽，下面密被锈色绒毛。顶生圆锥花序，淡黄白色。果实卵形、椭圆形或近圆形，熟时橙黄色。

·药·材·加·工·

全年采叶，除去绒毛，用水喷润，切丝，干燥。

生境分布

枇杷多生长于坡地或村边平地，全国各地均有分布，主要分布于陕西、甘肃、河南、江苏、安徽、浙江、江西、福建、湖南、湖北、广东、广西、四川、贵州、云南等地。

对症良方

附方一

配方：冬桑叶三钱，煅石膏二钱五分，阿胶八分，人参、杏仁各七分，麦冬一钱二分，甘草、黑芝麻各一钱，枇杷叶一片。

用法：水煎热服。

主治：头痛身热，干咳无痰。

附方二

配方：赤茯苓、橘皮、枇杷叶、麦冬、竹茹、半夏各一两，人参、甘草各半两。

用法：共研粗末，每次用四钱，加生姜五片、大枣三枚同煎温服。

主治：口干口渴，干呕呃逆。

百部

中医视频课

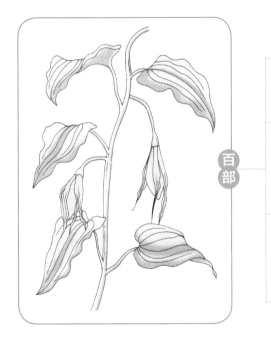

百部

别　名

百条根、百部根、牛虱鬼、药虱药。

性味归经

性微温，味甘、苦。归肺经。

功效主治

润肺，下气，止咳，杀虫。主治肺痨咳嗽，百日咳，头虱，体虱，蛲虫病，阴痒等症。

药物禁忌

热嗽、水亏火炎者忌服。

药材来源

百部是百部科植物百部的干燥块根。

植物概说

百部的块根肉质，纺锤形，黄白色，几个或数十个簇生。茎下部直立，上部蔓生状。叶柄长，叶片卵状披针形。总花梗直立，丝状，浅绿色，卵形或披针形，花开放后向外反卷，雄蕊紫色。蒴果广卵形，种子紫褐色。

·药·材·加·工·

初春或晚秋采挖块根，洗净，去须根，沸水浸烫至无白心，晒干。

生境分布

百部多生长于山坡草丛、林下和路旁，主要分布于江西、安徽、浙江、江苏、湖北等地。

对症良方

附方一

配方： 酥、白蜜、饴糖、百部汁、生姜汁、杏仁（研）、枣肉各一升。

用法： 用微火缓缓煎熬如膏，每次用酒细细咽下方寸匕（一汤匙）。

主治： 气息喘急，语声嘶塞，并见咳吐痰沫。

附方二

配方： 牡蛎（熬）、桂心、生姜各六两，射干、桃仁（去皮尖）、贝母、橘皮、百部根、五味子各三两，白石英、半夏、钟乳各五两，款冬花、甘草（炙）、厚朴（炙）各二两，羊肺一具。

用法： 先以水二斗三升煮羊肺，取一斗，去肺内药，取三升，分四服，日三夜一。

主治： 咳嗽唾血。

附方三

配方： 百部（炒）、麻黄（去节）各三两，杏仁（去皮尖，微炒，煮三五沸）四十个。

用法： 上为末，炼蜜丸如芡实大。加松子仁肉五十粒，糖丸之，含化大妙。

主治： 肺寒壅嗽，微有痰。

附方四

配方： 百部、薏苡仁、百合、麦门冬各三钱，桑白皮、白茯苓、沙参、黄者、地骨皮各一钱五分。

用法： 水煎服。

主治： 久嗽不已，咳吐痰涎。

百合

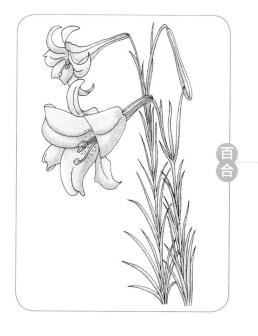

中医视频课

百合

别 名

野百合、喇叭筒、山百合、药百合、家百合。

性味归经

性微寒，味甘、微苦。归心、肺经。

功效主治

养阴润肺，清心安神。主治肺燥咳嗽，痰中带血，虚烦惊悸，失眠多梦，精神恍惚，神经衰弱，慢性胃炎等症。

药物禁忌

脾虚、咳嗽、寒性体质者忌服。

107

药材来源

百合是百合科植物百合、卷丹、细叶百合等的干燥肉质鳞叶。

植物概说

百合的鳞茎球形，肉质，色白，先端常开放如荷花状。茎直立，有紫褐色斑点。叶片线状披针形至长椭圆状披针形，全缘或微波状，平行。花大，单生于茎顶，喇叭状，乳白色。蒴果长椭圆形。

·药·材·加·工·

秋天采挖，洗净，剥取鳞叶，置沸水中略烫，干燥。

生境分布

百合多生长于山坡、灌木林下、路边、溪旁或石缝中，全国各地均有分布，主要分布于广东、广西、湖南、湖北、江西、安徽、福建、浙江、四川、云南、贵州、陕西、甘肃、河南等地。

对症良方

附方一

配方： 款冬花、百合各等份。

用法： 以上为末，蜜为丸如弹丸大，临睡嚼一丸，姜汤下。

主治： 痰中带血。

附方二

配方： 生地黄二三钱，麦冬、白芍、百合、沙参各二钱，茯苓一钱半，生甘草一钱。

用法： 水二盅，煎七分，食远服。

主治： 津枯烦渴，咳嗽，吐衄，多热。

黄药子

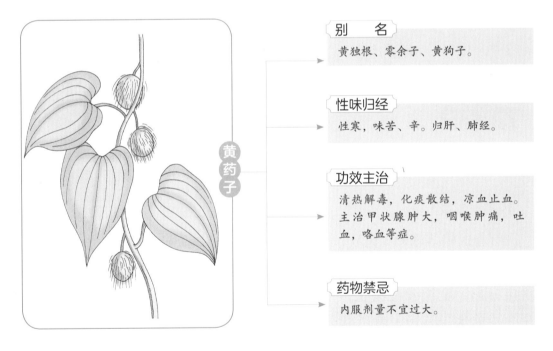

黄药子

别名

黄独根、零余子、黄狗子。

性味归经

性寒，味苦、辛。归肝、肺经。

功效主治

清热解毒，化痰散结，凉血止血。主治甲状腺肿大，咽喉肿痛，吐血，咯血等症。

药物禁忌

内服剂量不宜过大。

药材来源

黄药子为薯蓣科植物黄独的干燥块茎。

植物概说

黄独为多年生草质缠绕藤本植物。块茎单生，呈球形或圆锥形，外皮暗黑色，密生须根。单叶互生，叶柄较叶片稍短，叶片宽卵状心形或卵状心形。花单性，雌雄异株；雄花序穗状下垂，丛生于叶腋，花小密集，浅绿白色；雌花紧贴中轴，披针形，茎中结有若干卵圆形小球，似山药豆。

·药·材·加·工·

冬初采挖块茎，除去茎叶、须根，洗净，切片，晒或炕干，或鲜用。

生境分布

黄独喜阴湿的环境，多生长于河谷边、山谷阴沟或杂木林边缘，全国各地均有分布，主要分布于河南、安徽、江苏、浙江、江西、福建、台湾、湖北、湖南、广东、广西、陕西、甘肃、四川、贵州、云南、西藏等地。

对症良方

附方一
配方：黄药子一两。
用法：水煎服。
主治：吐血不止。

附方二
配方：蒲黄、黄药子各等份。
用法：为末，掌中舐之。
主治：咯血吐血。

附方三
配方：黄药子、地龙（微炙）各一两，马牙消半两。
用法：上药捣细罗为散，以蜜水调下一钱。
主治：热病，毒气攻咽喉肿痛。

附方四
配方：黄药子（万州者）一两。
用法：捣碎，用水二盏，煎至一盏，去滓温热服。
主治：吐血不止。

五味子

中医视频课

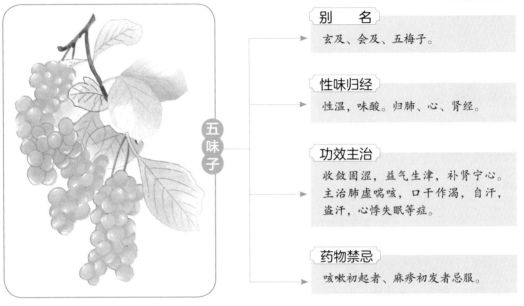

五味子

别　名

玄及、会及、五梅子。

性味归经

性温，味酸。归肺、心、肾经。

功效主治

收敛固涩，益气生津，补肾宁心。主治肺虚喘咳，口干作渴，自汗，盗汗，心悸失眠等症。

药物禁忌

咳嗽初起者、麻疹初发者忌服。

药材来源

五味子为五味子料植物五味子的干燥成熟果实。

植物概说

五味子是多年生落叶藤本植物。茎皮灰褐色，稍有棱角。叶互生，柄细长；叶片薄而带膜质。花单性，雌雄异株。果实呈不规则的扁球形或球形，表面多红色、紫红色或暗红色，有不整齐的皱缩。果肉柔软，常数个粘连一起，表面有光泽，种皮薄而脆。果肉气微，味酸；种子破碎后有香气，味辛而苦。以紫红色、粒大、肉厚、有油性及光泽者为佳。

药材加工

秋天果实成熟时采摘，除去果枝和杂质，洗净，晒干。

生境分布

五味子多生长于沟谷、溪旁、山坡，全国各地均有分布，主要分布于黑龙江、吉林、辽宁、内蒙古、河北、山西、宁夏、甘肃、山东等地。

对症良方

附方一

配方： 五味子二两，粟壳（白饧炒过）半两。

用法： 为末，白饧丸弹子大。每服一丸，水煎服。

主治： 久咳肺胀。

附方二

配方： 五味子、白矾各等份。

用法： 为末。每服三钱，以生猪肺炙熟，蘸末细嚼，白汤下。

主治： 痰嗽并喘。

附方三

配方： 白茯苓四两，甘草、干姜、细辛各三两，五味子二两半。

用法： 上为细末。每服二钱，水一盏，煎至七分，去滓，温服，不以时。

主治： 肺经感寒，咳嗽不已。

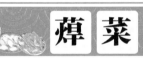

蔊 菜

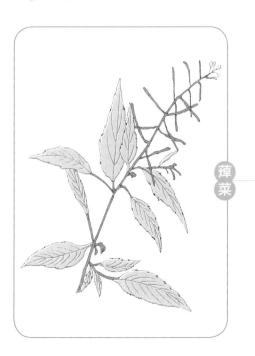

蔊菜

别名

野菜花、獐菜、野油菜。

性味归经

性温，味辛。归肺、肝经。

功效主治

清热解毒，止咳化痰。主治感冒发热，咽喉肿痛，肺热咳嗽等症。

药物禁忌

切记不能与黄荆叶同用，否则容易使人肢体麻木。

药材来源

蔊菜为十字花科植物蔊菜的全草。

植物概说

蔊菜的茎单一或分枝，直立斜升。叶形多变化，顶端裂片大，叶长椭圆形，边缘有不整齐的锯齿。花小，数多，排列成总状花序；萼片卵状长圆形，呈浅黄色而微带黄绿色。种子多数，细小，卵圆形而扁。

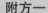

药材加工

夏秋采收，晒干。除去杂质，抢水洗净，切段，干燥待用。

生境分布

蔊菜多生长于路旁、田边、园圃、河边、屋边墙脚及山坡中，全国各地均有分布，主要分布于山东、河南、江苏、浙江、福建、台湾、湖南、江西、广东、陕西、甘肃、四川、云南等地。

对症良方

附方一
配方：蔊菜一至二两，葱白三至五钱。
用法：水煎服。
主治：风寒感冒。

附方二
配方：蔊菜一两五钱。
用法：煎水服。
主治：热咳。

附方三
配方：蔊菜（嫩的）。
用法：切碎调鸡蛋，用油炒食。
主治：头目眩晕。

附方四
配方：蔊菜一两。
用法：每日酌加红糖，水煎服。
主治：干血痨。

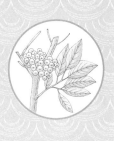

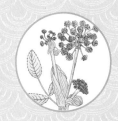

利水渗湿良药

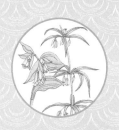

以渗利水湿、通利小便为主要作用的药物。可分为利水消肿药、利尿通淋药和利湿退黄药。

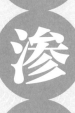

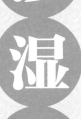

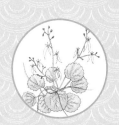

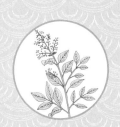

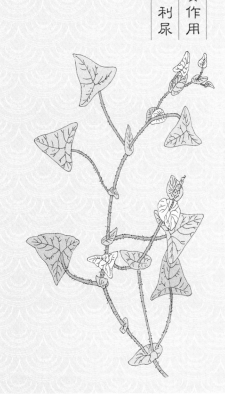

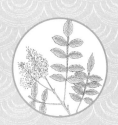

海金沙

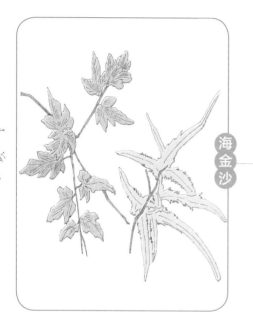

海金沙

别　名

海金沙藤、左转藤、竹园荽。

性味归经

性寒，味甘、淡。归膀胱、小肠、脾经。

功效主治

清利湿热，通淋止痛。主治热淋、石淋、血淋、膏淋、泄泻、感冒发热、乳痈、丹毒等症。

药物禁忌

肾阴亏虚者忌用。

药材来源

海金沙为海金沙科植物海金沙的干燥成熟孢子。

植物概说

海金沙的根茎细而匍匐，覆盖细柔毛。叶多数，两面均覆盖细柔毛，边缘有不整齐的细钝锯齿。孢子生于藤叶上，表面有小疣，呈粉末状，棕黄色或浅棕黄色。体轻，手捻有光滑感，置手中易由指缝滑落。气微，味淡。

·药·材·加·工·

立秋前后孢子成熟时采收，采割时割下藤叶，晒干，搓揉或打下孢子。

生境分布

海金沙喜温暖湿润的环境，全国各地均有分布，主要分布于广东、浙江、江苏、江西、湖南、湖北、四川、广西、福建、陕西等地。

附方一

配方： 海金沙一两，腊面茶半两。

用法： 捣碎，每服三钱，以生姜、甘草煎汤下，日二服。亦可研末服。

主治： 小便不通。

附方二

配方： 海金沙三钱，白术四两，甘草五分，黑牵牛头末一两半。

用法： 为末，每服一钱，煎倒流水调下。

主治： 脾湿肿满，腹胀如鼓，喘不得卧。

对症良方

赤小豆

中医视频课

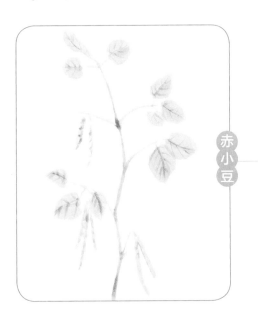

别名

野赤豆、红皮豆、红豆、赤豆。

性味归经

性微寒，味甘、酸。归心、小肠、脾经。

功效主治

利水消肿，清利湿热，解毒排脓。主治发热咳嗽，面浮肢肿，小便不利等症。

药物禁忌

身体消瘦者、尿多者忌服。

药材来源

赤小豆为豆科植物赤小豆、赤豆的干燥成熟种子。

植物概说

赤小豆的茎直立或半攀缘，有显著的长硬毛。叶互生，三出复叶，具长柄，托叶披针形或卵状披针

·药·材·加·工·

夏末秋初果实成熟而未开裂时采摘全株，晒干后打下种子，去除杂质，再晒干。

形，小叶卵形或卵状披针形，叶脉上有疏毛，纸质。花黄色，蝶形，腋生于短的总花梗上。荚果圆柱形或矩圆形，两端圆钝或平截，种皮赤褐色。

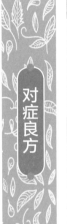

生境分布

赤小豆喜温暖的环境，多生长于田园中，全国各地均有分布，主要分布于广东、广西、湖南、江西、江苏等地。

对症良方

附方一

配方： 瓜蒂（熬黄）、赤小豆各一分。

用法： 上二味，分别捣筛为散，和匀，取一钱匕；以香豉一合，用热汤七合，煮作稀糜，去滓；取汁合散，温，顿服之。不吐者，少少加，得快吐，乃止。

主治： 胸膈痞硬，烦懊不安，气上冲喉咽不得息。

附方二

配方： 麻子五升，商陆一斤，防风三两，附子（炮）一两，赤小豆三升。

用法： 先捣麻子令热，以水三斗煮麻子，取一斗三升，去滓，内药及豆，煮取四升，去滓食豆，饮汁，日再。

主治： 水通身肿。

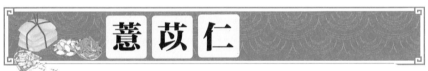

薏苡仁

中医视频课

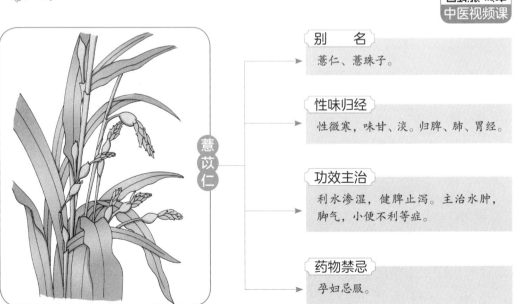

薏苡仁

别　名

薏仁、薏珠子。

性味归经

性微寒，味甘、淡。归脾、肺、胃经。

功效主治

利水渗湿，健脾止泻。主治水肿，脚气，小便不利等症。

药物禁忌

孕妇忌服。

药材来源

薏苡仁为禾本科植物薏苡的种仁。

植物概说

薏苡的秆直立，丛生，基部节上生根。叶互生，长披针形，边缘粗糙，中脉粗厚。花单性同株。颖果包藏于球形中空骨质总苞内。

·药·材·加·工·

在秋天果实成熟时采割植株，晒干，将果实打出来，再晒干，除去外壳、种皮和杂质待用。

生境分布

薏苡喜温暖、湿润的环境，多生长于池塘、河沟、山谷、溪涧中，主要分布于辽宁、河北、山西、山东、河南、安徽、浙江、江西、湖北、湖南、福建、台湾、广东、广西、海南、四川、贵州、云南等地。

对症良方

附方一

配方：麻黄（去节汤泡）、薏苡仁各半两，甘草（炙）一两，杏仁（去皮尖，炒）十个。

用法：上锉麻豆大，每服四钱匕，水盏半，煮八分，去滓，温服，有微汗，避风。

主治：风湿一身尽疼，发热。

附方二

配方：人参、白茯苓、白术、山药、炒甘草各二斤，炒白扁豆一斤半，莲子肉、薏苡仁、缩砂仁、炒桔梗各一斤。

用法：上药共为细末，每服二钱，汤调下。小儿用量按岁数加减服之。

主治：面色萎黄，四肢乏力，饮食不化，胸脘痞闷，肠鸣泄泻。

附方三

配方：薏苡仁一斤，真桑寄生、当归身、川续断、苍术（米泔水浸炒）各四两。

用法：分作十六剂，水煎服。

主治：风湿痹气，肢体痿痹，腰脊酸疼。

中医视频课

泽泻

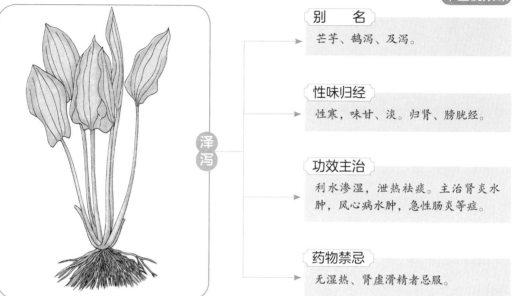

泽泻

别　名

芒芋、鹄泻、及泻。

性味归经

性寒，味甘、淡。归肾、膀胱经。

功效主治

利水渗湿，泄热祛痰。主治肾炎水肿，风心病水肿，急性肠炎等症。

药物禁忌

无湿热、肾虚滑精者忌服。

药材来源

泽泻为泽泻科水生或沼生植物泽泻的干燥块茎。

植物概说

泽泻的块茎呈球形，外皮褐色，密生多数须根。叶通常多数，叶片呈椭圆形。花茎由叶丛中生出，轮生，集成大型的轮生状圆锥花序。瘦果多数，扁平，倒卵形。种子紫褐色，有凸起。

> **·药·材·加·工·**
>
> 冬天茎叶开始枯萎时采挖块茎，留下中心小叶，用无烟煤火烘干，趁热置于筐中，除去须根及粗皮。

生境分布

泽泻喜温暖湿润和阳光充足的环境，多生长于湖泊、河湾、溪流、水塘及低洼湿地中，全国各地均有分布，主要分布于黑龙江、吉林、辽宁、内蒙古、河北、山西、陕西、新疆、云南等地。

对症良方

附方一

配方：白术、猪苓、茯苓各十八铢，泽泻一两六铢，桂枝半两。

用法：捣为散，每次用白饮汤（即米汤）和服五分，日三服。

主治：疲倦多汗，烦渴，小便不利，水肿泄泻。

附方二

配方：槟榔、商陆、茯苓皮、大腹皮、椒目、赤小豆、秦艽、羌活、泽泻、木通各等份。

用法：研细末，每服四钱，加生姜皮煎服。

主治：遍体水肿，口渴气粗，胸腹胀满。

附方三

配方：猪苓（去皮）、滑石（碎）、茯苓、泽泻、阿胶各一两。

用法：上五味，以水四升，先煮前四味，取二升，去滓，内阿胶烊消，温服七合，日三服。

主治：发热，小便不利，口渴欲饮。

荷叶

中医视频课

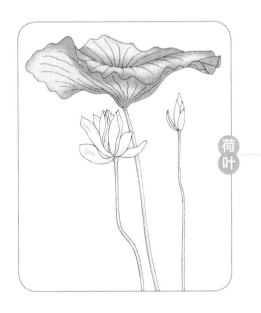

荷叶

别　名

蕸。

性味归经

性平，味苦、涩。归肝、脾、心经。

功效主治

清热解暑，凉血止血。主治暑湿泄泻，眩晕，脾虚腹胀等症。

药物禁忌

体瘦者及气血虚弱者忌服。

药材来源

荷叶为睡莲科植物莲的干燥叶。

植物概说

　　莲为多年生草本植物，根状茎横生、肥厚，内有孔道，就是藕。叶呈半圆形或扇形，叶片展开后呈类圆形。正面深绿色或黄绿色，较粗糙；背面淡灰棕色、灰黄色或淡灰绿色，较为平滑。中心有突起的叶柄残基，自中心向四周射出，并分生多数细脉。质脆，易破碎。稍有清香气，味微苦。

·药·材·加·工·

　　6—7月份采收，去掉叶柄，晒至七八成干，折成半圆形或折扇形，晒干，置通风干燥处。

生境分布

　　莲生长在水泽、池塘、湖沼和水田内，全国各地均有分布。

对症良方

附方一

配方： 荷叶（烧研）半两，蒲黄、黄芩各一两。

用法： 为末。每空心酒服三钱。

主治： 崩中下血。

附方二

配方： 荷叶、浮萍、蛇床各等份。

用法： 煎水，日洗之。

主治： 阴肿痛痒。

附方三

配方： 连翘（去心）、栝楼壳、茯苓各三钱，杏仁（去皮、尖，研）二钱，陈皮一钱五分，制半夏、佩兰叶各一钱，甘草五分。加荷叶二钱为引。

用法： 水煎服。

主治： 湿温初起。

附方四

配方： 干荷叶四个，藁本二钱半。

用法： 上细切，水二斗，煎至五升，去渣。温热得所，淋渫（浸洗患处）。

主治： 脚胫生疮，浸淫腿膝，脓水淋漓，热痹痒痛。

酢浆草

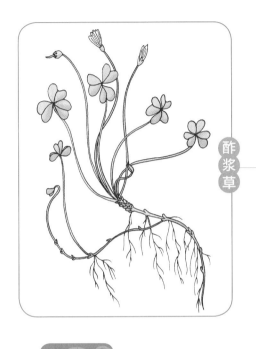

酢浆草

别　名

酸浆草、酸草、鸠酸草、三叶酸。

性味归经

性寒，味酸。归肝、肺、膀胱经。

功效主治

清热利湿，解毒消肿。主治感冒发热，湿热泄泻，淋证，丹毒等症。

药物禁忌

孕妇及体虚者忌用。

药材来源

酢浆草为酢浆草科植物酢浆草的全草。

植物概说

酢浆草为多年生草本植物。根茎细长，多分枝，匍匐或斜生。叶互生，掌状复叶，倒心形，小叶无柄，叶正面无毛，叶背面疏生平伏毛，脉上毛较密，边缘具贴伏缘毛。花瓣呈黄色，倒卵形。种子深褐色，近卵形而扁，有纵槽纹。

·药·材·加·工·

四季均可采收，以夏天、秋天有花果时采收为佳，除去泥沙，洗净，晒干。

生境分布

酢浆草喜温暖湿润的环境，多生长于荒地、田野、道旁，全国各地均有分布。

对症良方

附方一
配方： 酢浆草。
用法： 捣汁，煎五苓散服之。
主治： 小便血淋。

附方二
配方： 酢浆草一大把，车前草一握。
用法： 捣汁，入砂糖一钱，调服一盏。不通再服。
主治： 二便不通。

附方三
配方： 酢浆草、甜酒各二两。
用法： 共同煎水服，日服三次。
主治： 尿结尿淋。

黄毛耳草

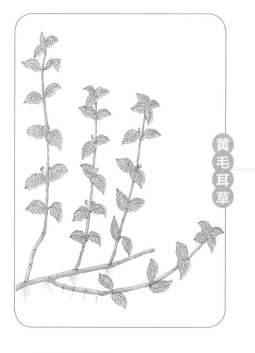

黄毛耳草

别　名

地坎风、铺地蜈蚣、腹泻草、花生草、山蜈蚣。

性味归经

性凉，味苦。归肝、胆、大肠经。

功效主治

清热利湿，消肿解毒。主治水肿，腹泻，痢疾等症。

药物禁忌

胃虚食少者及孕妇忌服。

药材来源

黄毛耳草为茜草科植物黄毛耳草的全草。

植物概说

黄毛耳草为多年生草本植物，呈铺散匍匐状，全株均覆盖有黄绿色细长柔毛，茎、叶柄、托叶、叶背、脉间等处最多。茎有棱角，纤弱，节上有须根。叶片呈卵形或椭圆形，先端尖，全缘，基部稍圆；托叶连合成披针状，膜质，有齿。花淡紫白色，数朵丛生于叶腋。

·药·材·加·工·

夏天、秋天采收，洗净，晒干，也可鲜用。炮制时去除杂质，洗净，润软，切段干燥，筛去灰屑后待用。

生境分布

黄毛耳草多生长于路边、旷地、溪边、山坡，主要分布于江西、安徽、江苏、浙江、福建、广东、广西等地。

123

对症良方

附方一
配方： 鲜黄毛耳草一至二两。
用法： 水煎服。另用石蒜鲜鳞茎一两，蓖麻种子二钱，共捣烂敷足心。
主治： 湿热水肿。

附方二
配方： 鲜黄毛耳草一两。
用法： 水煎服。
主治： 中暑吐泻。

附方三
配方： 黄毛耳草。
用法： 水煎，取汁冲红糖服。
主治： 妇女血崩。

附方四
配方： 鲜黄毛耳草二两，金樱根六钱，灯芯草、贯众各五钱。
用法： 加水三碗煎成一碗。每日一剂，二次分服。如尿中有圆柱样物，加星宿菜全草七钱，牡荆子五钱；妇女患者加地菍根一两；病重者黄毛耳草增加一两。忌食姜、葱、蒜等。
主治： 乳糜尿（膏淋）。

萹蓄

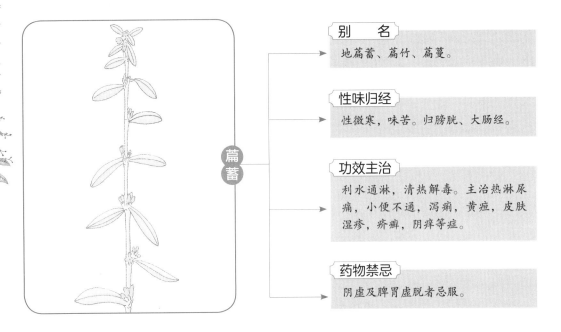

别　名

地萹蓄、萹竹、萹蔓。

性味归经

性微寒，味苦。归膀胱、大肠经。

功效主治

利水通淋，清热解毒。主治热淋尿痛，小便不通，泻痢，黄疸，皮肤湿疹，疥癣，阴痒等症。

药物禁忌

阴虚及脾胃虚脱者忌服。

药材来源

萹蓄为蓼科植物萹蓄的干燥地上部分。

植物概说

萹蓄的茎为绿色，平卧地上或向上斜升，表面具纵条纹。叶互生，柄极短，托鞘膜质，淡褐色，先端二裂；叶片椭圆形或披针形，全缘或略带波状起伏。茎、叶有白粉。花小，数个簇生于叶腋，绿白色，花蕾带红色；自茎基部至顶端均生有花。瘦果三角形，黑色。

·药·材·加·工·

夏季生长旺盛时采收，割取地上全株，晒干或鲜用。

生境分布

萹蓄喜冷凉、湿润的环境，多生长于田野、路旁、荒地及河边，全国各地均有分布，主要分布于河南、四川、浙江、山东、吉林、河北等地。

对症良方

附方一

配方：木通、车前子、萹蓄、大黄、滑石、甘草梢、瞿麦、栀子各一斤。

用法：共研粗末，每次用二钱，加灯芯草同煎服。

主治：小便淋涩不通，小腹胀急，溺时有血而痛，口渴咽干。

附方二

配方：萹蓄二三两。

用法：煎汤，趁热先熏后洗。

主治：肛门湿痒或痔疮初起。

车前子

中医视频课

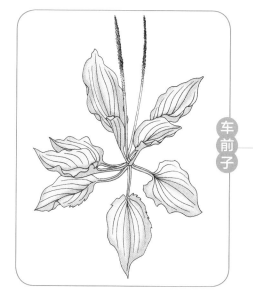

车前子

别　名

车前实、虾蟆衣子。

性味归经

性微寒，味甘、淡。归肝、肾、肺、膀胱经。

功效主治

利水渗湿，清肝明目，清热解毒。主治水肿胀满，暑湿泻痢，痰热咳嗽等症。

药物禁忌

肾虚遗精、阳气下陷者忌服。

药材来源

车前子为车前科植物车前的干燥成熟种子。

植物概说

车前叶根生，具长柄，叶片呈卵形或椭圆形。花茎数个，花序为穗状，花为淡绿色。蒴果为卵状圆

药材加工

夏天、秋天剪下成熟果穗，晒干，搓出种子。除去杂质，筛去灰屑。

锥形，成熟后开裂，内含数种子，种子近似于椭圆形，黑褐色。

生境分布

车前喜温暖、湿润的环境，多生长于田边、草地、路旁，主要分布于辽宁、山西、河北等地。

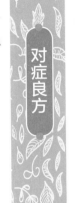

对症良方

附方一

配方：黄芩、麦冬（去心）、地骨皮、车前子、甘草（炙）各半两，石莲肉（去心）、白茯苓、炙黄芪、人参各七钱半。

用法：上药研为粗末，每三钱，水一盏半，煎取八分，去滓，水中沉冷，空心，食前服。

主治：口舌干燥，四肢倦怠，男子遗精淋浊。

附方二

配方：龙胆草、栀子、黄芩、泽泻、木通、车前子、生地、当归、柴胡、甘草。

用法：水煎取汁，分两次服。

主治：胁痛头痛，小便淋浊，阴痒阴肿。

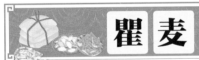

瞿麦

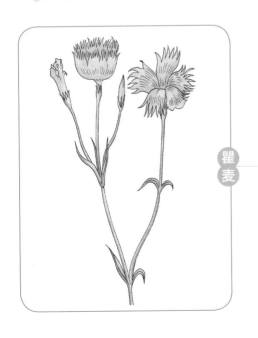

瞿麦

别　名

大菊、巨句麦、大兰。

性味归经

性寒，味苦。归心、肝、小肠、膀胱经。

功效主治

利尿通淋，活血通经。主治泌尿道感染，泌尿道结石，血瘀经闭等症。

药物禁忌

孕妇忌服。

药材来源

瞿麦为石竹科植物瞿麦和石竹的干燥地上部分。

植物概说

瞿麦的茎直立，无毛，有环状节，上部二歧分枝。叶对生，单叶；叶片条形或条状披针形。花单朵或成对生于枝顶，或数朵集生成聚伞花序，淡紫色；萼筒粉绿色或带淡紫色红晕；每片花瓣的顶端深裂成细线条。果实长筒形。种子扁圆形，边缘有宽于种子的翅。

· 药 · 材 · 加 · 工 ·

夏天、秋天未开花前采割，除去杂草、泥土，晒干，切段生用。

生境分布

瞿麦多生长于山坡、草地、路旁或林下，全国各地均有分布，主要分布于山东、江苏、浙江、江西、河南、湖北、四川、贵州、新疆等地。

127

对症良方

附方一

配方： 车前子、山栀子仁、瞿麦、炙甘草、萹蓄、木通、滑石、大黄（面裹煨）各一斤。

用法： 上为散，每服二钱，水一盏，入灯芯草，煎至七分，去滓，温服，食后临卧。

主治： 小便浑赤，尿频尿急，淋漓不畅。

附方二

配方： 瞿麦二钱半，栝楼根二两，大附子一个，茯苓、山芋各三两。

用法： 为末，蜜和丸如梧子大，每服三丸，日三。

主治： 小便不利。

附方三

配方： 瞿麦。

用法： 为末。水服方寸匕，日二。

主治： 竹木入肉。

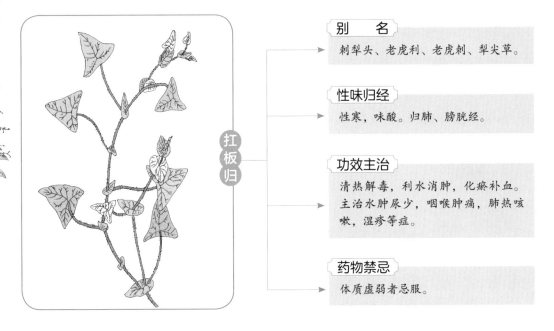

扛板归

别　名

刺犁头、老虎利、老虎刺、犁尖草。

性味归经

性寒，味酸。归肺、膀胱经。

功效主治

清热解毒，利水消肿，化瘀补血。主治水肿尿少，咽喉肿痛，肺热咳嗽，湿疹等症。

药物禁忌

体质虚弱者忌服。

药材来源

扛板归为蓼科植物扛板归的干燥地上部分。

植物概说

扛板归的茎略呈方柱形，有棱角，棱上有倒生钩刺，多分枝，表面呈紫红色或紫棕色。叶互生，近似于三角形，呈淡绿色。短穗状花序顶生或生于上部叶腋，花小，多数。气微，茎味淡，叶味酸。

·药·材·加·工·

夏天、秋天采收，洗净，晒干或鲜用。

生境分布

扛板归多生长于荒芜的沟岸、河边，全国各地均有分布，主要分布于山东、江苏、浙江、福建、江西、广东、广西、四川、湖南、贵州等地。

附方一

配方： 平地木、天青地白草各三钱，扛板归五钱，车前草四钱，路路通五个。

用法： 打碎煎服。

主治： 水肿。

附方二

配方： 鲜扛板归全草二两。

用法： 水煎服。

主治： 湿疹，天疱疮，脓疱疮。

合 萌

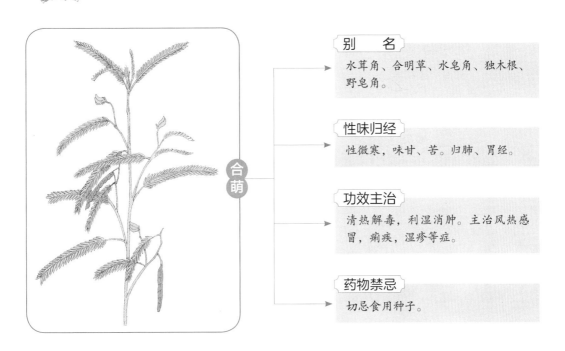

别　名

水茸角、合明草、水皂角、独木根、野皂角。

性味归经

性微寒，味甘、苦。归肺、胃经。

功效主治

清热解毒，利湿消肿。主治风热感冒，痢疾，湿疹等症。

药物禁忌

切忌食用种子。

药材来源

合萌为豆种植物田皂角的地上部分。

植物概说

田皂角的茎直立，多分枝，无毛，圆柱形。叶呈卵形至披针形，基部下延成耳状，通常有缺刻或啮蚀状。花冠蝶形，黄色带紫纹，旗瓣近圆形。

秋冬采收，割取地上部分，鲜用或晒干。

生境分布

合萌多生长于潮湿地或水边，主要分布于华北、华东、中南、西南等地。

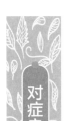

对症良方

附方一

配方： 合萌二至五钱。

用法： 煎服。

主治： 小便不利。

附方二

配方： 合萌适量。

用法： 煎汤外洗。

主治： 荨麻疹。

苎麻根

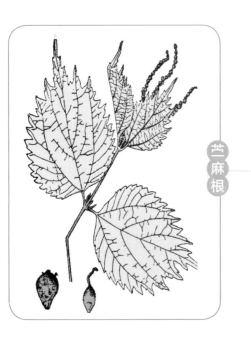

别　名

➤ 苎根、野苎根、苎麻茹。

性味归经

➤ 性寒，味甘。归心、肝、膀胱经。

功效主治

➤ 清热利尿，止血，解毒。主治感冒发热，尿路感染，小便淋沥等症。

药物禁忌

➤ 胃弱泄泻者忌服。

药材来源

苎麻根为荨麻科植物苎麻的根和根茎。

植物概说

苎麻的茎直立，分枝，有柔毛。单叶互生，阔卵形或卵圆形，边缘有粗锯齿，正面为绿色，背面除叶脉外全部密被白色棉毛。花单性，雌雄同株，花小成束，为腋生的圆锥花序。药用部分干燥根为不规则圆柱形，稍弯曲，表面灰棕色。质坚硬，不易折断。气微，味淡。

·药·材·加·工·

冬天挖根，除去杂质，洗净，切碎，晒干或鲜用。

生境分布

苎麻喜温暖湿润的环境，多生长于山坡、山沟、路旁等处，全国各地均有分布，主要分布于山东、江苏、安徽、浙江、陕西、河南等地。

对症良方

附方一
配方： 苎麻根两茎。
用法： 打碎，以水一碗半，煎取半碗，频服。
主治： 五淋。
附方二
配方： 苎麻根。
用法： 洗，研，摊绢上，贴小腹连阴际。
主治： 小便不通。
附方三
配方： 苎麻根十枚。
用法： 捣碎，以水二大盏，煎取一大盏，去滓，分为二服，如人行十里再服。
主治： 血淋，脐腹及阴茎涩痛。
附方四
配方： 苎麻干根一两。
用法： 水煎服。
主治： 血热崩漏。

地 耳 草

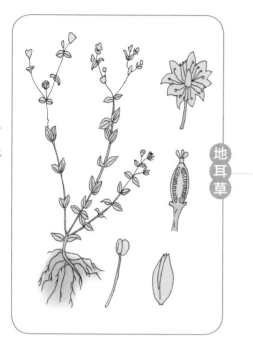

别 名

田基黄、田基王、小田基黄、黄花草。

性味归经

性凉，味甘。归肝、胆经。

功效主治

清热利湿，消肿解毒。主治泻痢，传染性肝炎等症。

药物禁忌

切忌与寒凉的食物服用。

药材来源

地耳草为藤黄科植物地耳草的全草。

植物概说

地耳草的茎略呈四棱柱状，光滑，外表淡黄棕色或暗红棕色。叶无柄，叶片呈卵形、圆形或椭圆形。花序多，多呈两歧状或单歧状。种子细小，多数，淡黄色，圆柱形。气微，味淡。

·药 材 加 工·

春夏采收全草，鲜用或洗净，晒干，切碎用。

生境分布

地耳草喜潮湿的环境，多生长于田边、沟边、草地上，主要分布于辽宁、山东等地。

对症良方

附方一

配方：地耳草适量。

用法：煎水洗。

主治：湿疹。

附方二

配方：地耳草一钱。

用法：水煎服。

主治：痧症吐泻。

附方三

配方：地耳草五钱。

用法：水煎，红痢加白糖，白痢加红糖一两调服。

主治：痢疾。

通草

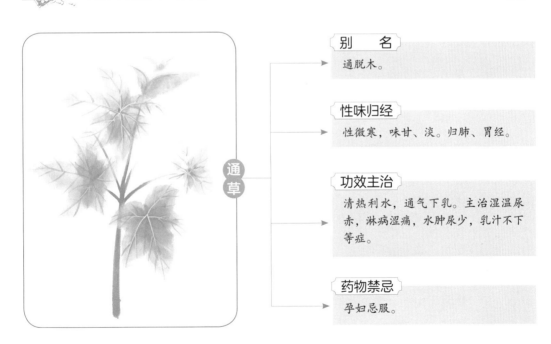

别名

通脱木。

性味归经

性微寒，味甘、淡。归肺、胃经。

功效主治

清热利水，通气下乳。主治湿温尿赤，淋病涩痛，水肿尿少，乳汁不下等症。

药物禁忌

孕妇忌服。

药材来源

通草为五加科植物通脱木的茎髓。

植物概说

通脱木的幼枝、叶背及花序被白或褐色星状毛；髓大，白色，纸质。叶大，聚生茎顶，基部心形，全缘或有粗齿，叶柄粗长；托叶膜质，锥形，基部合生。花白色，多数球状伞形花序集成大型复圆锥花序；花小，花萼不显。核果状浆果扁球形，紫黑色。

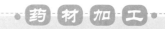

·药·材·加·工·

秋季选择生长 3 年以上的植株，截成一定长度，趁鲜顶出茎髓，晒干，切片。

生境分布

通脱木喜向阳的环境，全国各地均有分布，主要分布于江苏、湖北、四川、贵州、云南等地。

对症良方

附方一

配方： 通草三两，葵子一升，滑石（碎）四两，石苇二两。

用法： 上切，以水六升，煎取二升，去滓，分温三服；如人行八九里，又进一服。忌食五腥、热面、炙煿等物。

主治： 热气淋涩，小便赤如红花汁者。

附方二

配方： 通草（蜜涂炙干）、木猪苓（去里皮）各等份。

用法： 上为细末，并入研细的土地龙、麝香少许。每服半钱或一钱，米饮调下。

主治： 一身黄肿透明，亦治肾肿。

附方三

配方： 通草三两，生芦根（切）一升，橘皮一两，粳米三合。

用法： 上四味，以水五升煮，取二升随便稍饮；不差，更作，取差止。

主治： 伤寒后呕哕。

附方四

配方： 通草、细辛、附子（炮，去皮、脐）各等份。

用法： 上为末，蜜和。绵裹少许，纳鼻中。

主治： 鼻痈，气息不通。

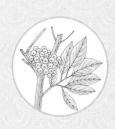

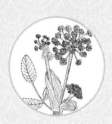

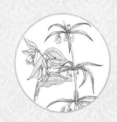

祛风湿良药

以祛除风寒湿邪为主要作用的药物。可分为祛风湿散寒药、祛风湿清热药和祛风湿强筋骨药。

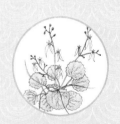

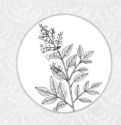

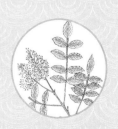

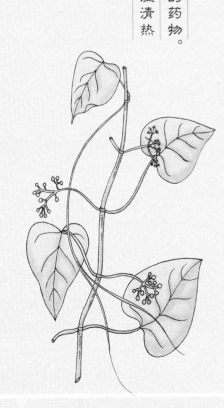

独活

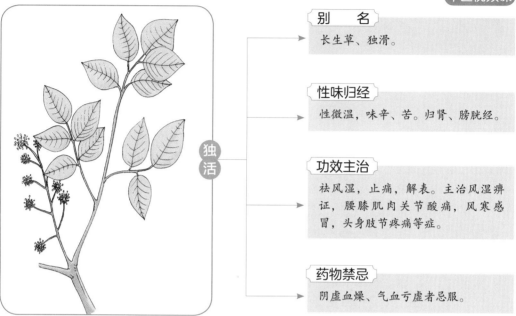

独活

别　名

长生草、独滑。

性味归经

性微温，味辛、苦。归肾、膀胱经。

功效主治

祛风湿，止痛，解表。主治风湿痹证，腰膝肌肉关节酸痛，风寒感冒，头身肢节疼痛等症。

药物禁忌

阴虚血燥、气血亏虚者忌服。

药材来源

独活为伞形科植物重齿毛当归的干燥根。

植物概说

重齿毛当归为多年生草本植物。根类圆柱形，棕褐色。茎直立，带紫色，有纵沟纹。花白色，无萼齿，花瓣倒卵形，顶端内凹，花柱基扁圆盘状。

· 药 · 材 · 加 · 工 ·

冬天挖出根部，晾干后炕至五成干，扎成小捆，炕至全干。

生境分布

重齿毛当归喜阴湿的环境，多生长于山谷沟边或草丛中，主要分布于江西、湖北、四川、安徽、浙江等地。

附方一

配方：羌活、独活各一钱，蔓荆子三分，藁本、防风、炙甘草各五分，川芎二分。

用法：上㕮咀，都作一服，水二盏，煎至一盏，去滓，食后温服。

主治：头痛身重，腰脊疼痛。

附方二

配方：独活、羌活、防风、川芎、当归、细辛、桂心、人参、半夏、菖蒲、茯神、远志、白薇各五钱，炙甘草二钱半。

用法：研粗末，每次用一两，加生姜、大枣，水煎服。

主治：恶寒发热，神志昏愦不清。

附方三

配方：独活三两，桑寄生、秦艽、防风、细辛、川芎、当归、干地黄、芍药、肉桂心、茯苓、杜仲、牛膝、人参、甘草各二两。

用法：水煎服。

主治：腰膝疼痛，肢节不利，气血不足。

威灵仙

中医视频课

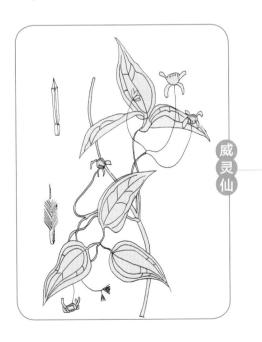

威灵仙

别　名

百条根、老虎须、铁扫帚。

性味归经

性温，味辛、咸。归膀胱经。

功效主治

祛风利湿，通络止痛。主治风湿痹痛，肢体麻木，筋脉拘挛，屈伸不利等症。

药物禁忌

气血虚弱者忌服。

药材来源

威灵仙为毛茛科植物威灵仙的干燥根和根茎。

植物概说

威灵仙多数丛生，细长，外皮黑褐色。茎具明显条纹，干后黑色。叶对生，羽状复叶，小叶卵形或卵状披针形，全缘，上面沿叶脉有细毛，下面光滑。花白色或绿白色，圆锥花序腋生及顶生。瘦果扁卵形。

药材加工

秋天、冬天挖根，晒干或切段后晒干。除去杂质，洗净，润透，切段，干燥。

生境分布

威灵仙多生长于山坡、山谷灌丛中或路旁草丛中，主要分布于江苏、广东、浙江、山东、安徽、福建、四川等地。

对症良方

附方一

配方： 酒炒黄柏、苍术、天南星、川芎各二两，桂枝、威灵仙、羌活各三钱，防己半钱，白芷、桃仁各五钱，龙胆草五分，炒神曲一两，红花一钱半。

用法： 研细末，用神曲煮糊和成丸药，如梧桐子大，每次服一百丸，白开水送下。

主治： 周身骨节疼痛，寒热夹痰，瘀血阻塞。

附方二

配方： 人参三两，防风二两半，白花蛇、乌梢蛇、威灵仙、两头尖、草乌、天麻、全蝎、首乌、龟甲（炙）、麻黄、贯众、炙甘草、羌活、官桂、藿香、乌药、黄连、熟地黄、大黄（蒸）、木香、沉香各二两，细辛、赤芍、没药、僵蚕、姜南星、青皮、骨碎补、白蔻、丁香、乳香、安息香、附子（制）、黄芩、茯苓、香附、玄参、白术各一两，葛根、虎胫骨（炙）、当归各一两半，血竭七钱，地龙（炙）、犀角、麝香、松脂各五钱，牛黄、片脑各一钱五分。

用法： 上药共为细末，炼蜜为丸，金箔为衣，如弹子大。每服一丸，每日两次，温开水送下。

主治： 中风瘫痪，拘挛疼痛，瘘痹。

木防己

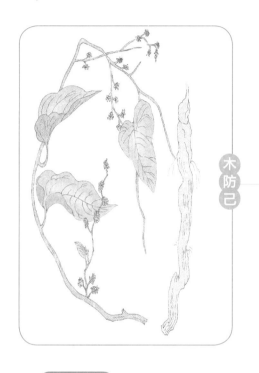

别　名

> 土木香、圆藤根、青藤仔。

性味归经

> 性寒，味苦、辛。归膀胱、肾、脾经。

功效主治

> 祛风除湿，通经活络，解毒消肿。
> 主治风湿痹痛，水肿，小便淋痛，
> 湿疹等症。

药物禁忌

> 无湿热者及孕妇忌服。

药材来源

木防己为防己科植物木防己的根。

植物概说

木防己为缠绕性木质藤本。根为不整齐的圆柱形，外皮呈黄褐色。小枝有纵线纹和柔毛。叶互生，卵形、宽卵形或卵状长圆形。花单性异株，聚伞花序排成圆锥状。核果近似球形，蓝黑色，有白粉。

·药·材·加·工·

秋天采挖，刮去粗皮，洗净，切片，晒干。

生境分布

木防己多生长于山坡、灌丛、林缘、路边或疏林中，主要分布于河北、辽宁、陕西、广西、贵州、云南等地。

对症良方

附方一

配方：木防己一两，黄芪一两二钱半，白术七钱半，炙甘草半两。

用法：锉散。每服五钱，加生姜四片、枣一枚，水一盏半，煎八分，温服。良久再服。腹痛加芍药。

主治：风水恶风，汗出身重，风湿相搏，关节沉痛。

附方二

配方：木防己、人参各等份。

用法：为末。桑白汤服二钱，不拘老小。

主治：伤寒喘急。

附方三

配方：木防己三两，人参四两，桂枝二两，石膏（鸡子大）十二枚。

用法：煮二升，分温再服。

主治：膈间支饮。

菝葜

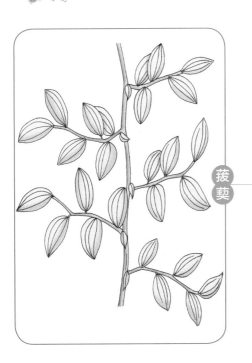

别　名

金刚刺、金刚根、豺狗刺、铁菱角、马甲、山梨儿。

性味归经

性平，味甘、酸。归肝、肾经。

功效主治

祛风利湿，解毒消肿。主治小便淋浊，带下量多，风湿痹痛等症。

药物禁忌

忌茗、醋。

药材来源

菝葜为百合科植物菝葜的根茎。

植物概说

菝葜为攀缘状灌木。根茎横走，呈不规则的弯曲状。茎硬，有倒生或平出的疏刺。叶互生，呈圆形或椭圆形。花单性，雌雄异株。伞形花序，腋生。

药材加工

春天或秋天可采，除去杂质，洗净，切片，晒干。

生境分布

菝葜多生长于山坡、灌木丛、路旁，全国各地均有分布，主要分布于山东、江苏、浙江、福建、台湾、江西、安徽、河南、湖北、四川、云南、贵州、湖南、广西、广东等地。

对症良方

附方一
配方：菝葜、活血龙、山楂根各三钱至五钱。
用法：煎服。
主治：关节风湿痛。

附方二
配方：菝葜。
用法：洗净，锉之，一斛，以水三斛，煮取九斗，以渍曲及煮去滓，取一斛渍饭，酿之如酒法，熟即取饮，多少任意。
主治：积年不能行，腰脊挛痹。

附方三
配方：菝葜（锉，炒）、汤瓶内碱各一两，乌梅（并核捶碎，焙干）二个。
用法：上粗捣筛。每服二钱，水一盏，瓦器煎七分，去滓，稍热细呷。
主治：消渴，饮水无休。

附方四
配方：菝葜。
用法：浸酒服。
主治：筋骨麻木。

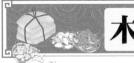
木瓜

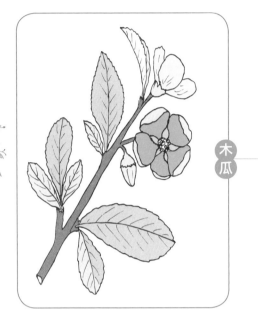

木瓜

别　名

㮁、铁脚梨、木瓜实。

性味归经

性温，味酸。归肝、脾、胃经。

功效主治

舒筋活络，和胃化湿。主治风湿性关节炎，腓肠肌痉挛，急性胃肠炎，腰肌劳损等症。

药物禁忌

精血亏虚、真阴不足、脾胃虚弱者忌服。

药材来源

木瓜为蔷薇科植物皱皮木瓜的干燥近成熟果实。

植物概说

　　皱皮木瓜的枝为棕褐色，有刺，皮孔明显。托叶近半圆形，往往脱落，叶片卵形至椭圆状披针形，边缘有腺状锐锯齿，有时有不整齐的重锯齿，上面绿色，下面淡绿色。花绯红色，也有白色或粉红色，花梗极短。梨果卵形或球形，黄色或黄绿色，芳香。

·药·材·加·工·

　　夏天、秋天果实绿黄时采收，置沸水中烫至外皮灰白色，对半纵剖，晒干。

生境分布

　　皱皮木瓜喜阳光充足、温暖的环境，多生长于石头、山谷及路边的灌丛中，主要分布于四川、安徽、浙江、湖北等地。

附方一

配方： 姜厚朴、白术、木瓜、木香、草果仁、大腹子、附子（炮）、干姜（炮）、白茯苓各一两，炙甘草半两。

用法： 上㕮咀，每服四钱，水一盏半，生姜五片，大枣一枚，煎至七分，去滓温服，不拘时候。

主治： 身半以下肿甚，手足不温，小便短少。

附方二

配方： 赤茯苓、藿香叶、白扁豆（姜汁炒）、木瓜各二两，香薷、姜厚朴各四两，缩砂仁、半夏、杏仁、人参、炙甘草各一两。

用法： 上药为细末，每服四钱，水一盏半，生姜三片，大枣一枚，煎至八分，去滓，不拘时候服。

主治： 霍乱吐泻，胸膈痞满。

徐长卿

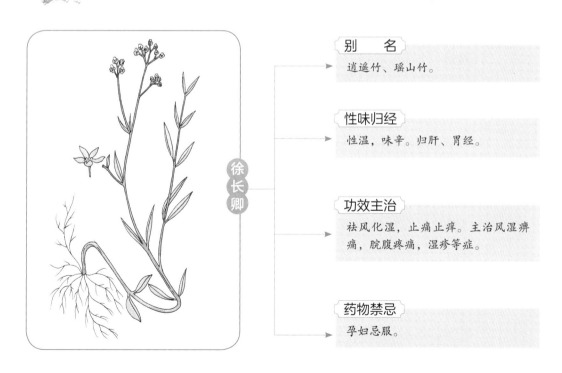

徐长卿

别　名

逍遥竹、瑶山竹。

性味归经

性温，味辛。归肝、胃经。

功效主治

祛风化湿，止痛止痒。主治风湿痹痛，脘腹疼痛，湿疹等症。

药物禁忌

孕妇忌服。

143

药材来源

徐长卿为萝藦科植物徐长卿的干燥根和根茎，或带根全草。

植物概说

徐长卿的根呈须状，有特殊香气。茎细而刚直，不分枝，无毛或被微毛。叶对生，无柄；叶片披针形至线形。圆锥聚伞花序，生近顶端叶腋。花萼呈卵状披针形；花冠黄绿色。种子多数，卵形而扁，暗褐色。

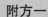

药材加工

秋天采挖，除去杂质，洗净，阴干。

生境分布

徐长卿喜温暖、湿润的环境，多生长于山坡及草丛中，全国各地均有分布，主要分布于黑龙江、吉林、辽宁、河北、河南、山东、内蒙古、江苏、浙江、江西、福建、湖北、湖南、广东、广西、陕西、甘肃、四川、贵州、云南等地。

对症良方

附方一

配方： 徐长卿（炙）、瞿麦穗各半两，茅根三分，木通、冬葵子各一两，滑石二两，槟榔一分。

用法： 每服五钱，水煎，入朴硝一钱，温服，日二服。

主治： 小便关格。

附方二

配方： 徐长卿根八钱至一两，猪赤肉四两，老酒二两。

用法： 酌加水煎成半碗，饭前服，日二次。

主治： 风湿痛。

附方三

配方： 徐长卿二至四钱。

用法： 水煎服。

主治： 腰痛，胃寒气痛。

附方四

配方： 徐长卿三钱。

用法： 酌加水煎成半碗，温服。

主治： 腹胀。

秦艽

中医视频课

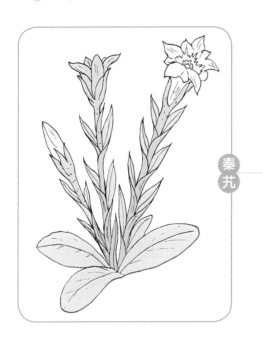

秦艽

别　名

萝卜艽、秦胶、大艽。

性味归经

性微寒，味苦、辛。归胃、肝、胆经。

功效主治

祛风湿，清湿热。主治风湿痹痛，筋脉拘挛，骨节酸痛等症。

药物禁忌

小便失禁、阴虚血燥、下部虚寒、大便滑者忌服。

药材来源

秦艽为龙胆科植物秦艽的干燥根。

植物概说

秦艽的直根粗壮，圆形，多为独根，或有少数分叉者，微呈扭曲状，黄棕色。茎单一，圆形，斜升或直立，光滑无毛。基生叶较大，披针形，先端尖，全缘，平滑无毛，茎生叶，对生，叶基联合，叶片平滑无毛。聚伞花序，花冠蓝色或蓝紫色。蒴果长椭圆形，种子细小，棕色，表面细网状，有光泽。

·药·材·加·工·

秋天采挖质量较好，挖出根直接晒干。切制洗净，润透，切厚片，晒干。

生境分布

秦艽多生长于路旁、河滩、草甸、树林下及林缘中，主要分布于河北、内蒙古、陕西、新疆、宁夏及东北等地。

对症良方

附方一

配方： 秦艽、石膏各二两，羌活、独活、防风、川芎、白芷、黄芩、生地黄、熟地黄、当归、白芍、茯苓、炙甘草、白术各一两，细辛半两。

用法： 研成粗末，每次用十钱煎服。

主治： 气虚邪入，寒热燥湿，中风手足不能动、舌强不能言。

附方二

配方： 银柴胡一钱半，胡黄连、秦艽、炙鳖甲、地骨皮、青蒿、知母各一钱，炙甘草五分。

用法： 水煎服。

主治： 身体羸瘦，唇红颧赤。

附方三

配方： 当归二钱，生地黄、熟地黄、酒炒黄芩、炒芍药、秦艽各一钱五分，甘草五分，防风一钱。

用法： 水煎服。

主治： 血虚肠燥，大便不通。

五加皮

中医视频课

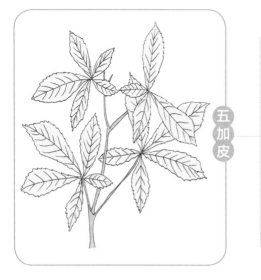

五加皮

别　名

南五加皮、五谷皮。

性味归经

性温，味辛、苦、微甘。归肝、肾经。

功效主治

祛风湿，强筋壮骨。主治风湿痹病，筋骨瘘软，水肿，脚气等症。

药物禁忌

阴虚火旺者忌服。

药材来源

五加皮为五加科植物细柱五加的干燥根皮。

植物概说

细柱五加为落叶灌木。茎直立或攀缘，有明显的皮孔，有刺或无刺，刺通常生于叶柄的基部，先端向下弯，呈钩状。叶互生或簇生，具长柄，掌状复叶，小叶倒卵形或倒披针形，上半部有锯齿，顶端尖锐。伞形花序，黄绿色。

· 药 · 材 · 加 · 工 ·

秋天挖取根部，刮皮，抽去木心，晒干或炕干。炮制时除去杂质，洗净，润透，切段，干燥。

生境分布

细柱五加多生长于山坡上及丛林间，全国各地均有分布，主要分布于湖北、河南、安徽、陕西、四川、江苏、广西、浙江等地。

147

对症良方

附方一
配方：五加皮、杜仲（炒）各等份。
用法：以上为末，酒糊丸如梧桐子大。每服三十丸，温酒下。
主治：腰痛。

附方二
配方：五加皮、远志（去心）各四两。
用法：酒浸，并春秋三日，夏二日，冬四日，日干为末，浸酒为糊，丸如梧子大。每服四五十丸，空心温酒服下。药酒坏，别用酒为糊。
主治：男子、妇人脚气。

附方三
配方：五加皮、枸杞根皮各一斗。
用法：上二味㕮咀，以水一石五斗，煮取汁七斗，分取四斗，浸曲一斗，余三斗用拌饭，下米多少如常酿法，熟压取服之，多少任性。
主治：虚劳不足。

附方四
配方：五加皮八两，当归五两，牛膝四两，无灰酒一斗。
用法：煮三炷香，日二服，以醺为度。
主治：鹤膝风。

鹿衔草

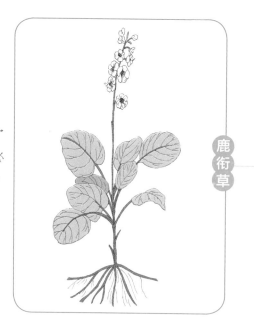

鹿衔草

别　名

鹿蹄草、鹿含草、鹿安茶、鹿寿茶。

性味归经

性平，味甘、苦。归肝、肾经。

功效主治

祛风湿，强筋骨，止血，止咳。主治风湿痹痛，肾虚腰痛等症。

药物禁忌

孕妇忌用。

药材来源

鹿衔草为鹿蹄草科植物鹿蹄草的干燥全草。

植物概说

鹿蹄草为多年生常绿草本植物。地下茎细长，匍匐或直伸。叶于基部丛生；叶片田形至圆卵形，上面绿色，下面常有白霜，有时带紫色。花瓣倒卵状椭圆形或倒卵形，花丝无毛，花药长圆柱形。

·药·材·加·工·

全年均可采挖，除去杂质，筛去泥沙，洗净，晒干。

生境分布

鹿衔草多生长于山林或灌丛中，全国各地均有分布，主要分布于陕西、青海、甘肃、山西、山东、河北、河南、安徽、江苏、浙江、福建、湖北、湖南、江西、四川、贵州、云南、西藏等地。

对症良方

附方一

配方： 鹿衔草、白术各四钱，泽泻三钱。

用法： 水煎服。

主治： 慢性风湿性关节炎，类风湿关节炎。

附方二

配方： 鹿衔草、白及各四钱。

用法： 水煎服。

主治： 肺结核咯血。

伸筋草

中医视频课

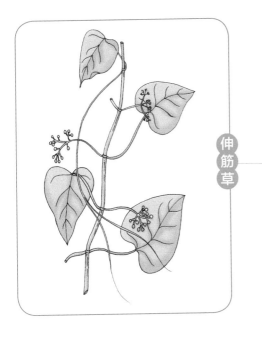

伸筋草

别　名

舒筋草、石子藤、无病草。

性味归经

性温，味甘。归肝、脾、肾经。

功效主治

舒筋活血，祛风除湿。主治风湿关节痛，屈伸不利等症。

药物禁忌

孕妇及出血过多者忌服。

药材来源

伸筋草为石松科植物石松的干燥全草。

植物概说

石松为多年生土生植物。茎秆细长而弯曲，匍匐在地表生长，细长横走。叶螺旋状排列，密集，上斜，披针形或线状披针形。孢子枝从营养枝基部下侧的有鳞片状叶的芽抽出，多回二叉分枝，末回分枝顶端各生孢子囊穗一个。孢子囊穗呈圆柱形，直立；孢子叶阔卵圆三角形；孢子囊近圆形。

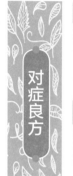

·药·材·加·工·

夏天、秋天茎叶茂盛时采收，除去杂质，鲜用或晒干。

生境分布

石松多生长于疏林下荫蔽处，全国各地均有分布，主要分布于东北、华东、华南、西南及内蒙古、河南等地。

对症良方

附方一
配方：伸筋草、大血藤各三钱，虎杖根五钱。
用法：水煎服。
主治：关节酸痛。

附方二
配方：伸筋草一两，丝瓜络、爬山虎各五钱，大活血三钱。
用法：水、酒各半煎服。
主治：关节酸痛，手足麻痹。

络 石 藤

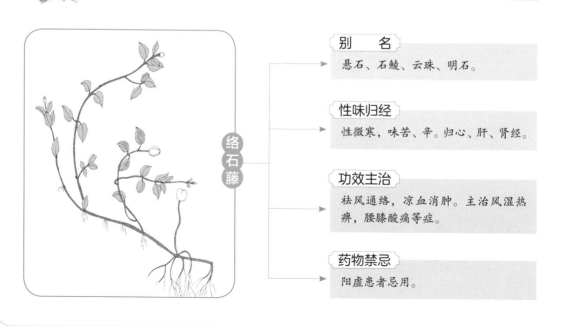

络石藤

别　名

悬石、石鲮、云珠、明石。

性味归经

性微寒，味苦、辛。归心、肝、肾经。

功效主治

祛风通络，凉血消肿。主治风湿热痹，腰膝酸痛等症。

药物禁忌

阳虚患者忌用。

药材来源

络石藤为夹竹桃科植物络石的干燥带叶藤茎。

植物概说

络石为常绿木质藤本植物。茎圆柱形，赤褐色。叶革质或近革质，叶片椭圆形至卵状椭圆形或宽倒卵形。聚伞花序腋生，花白色，有芳香。

·药·材·加·工·

秋天采割，除去杂质，洗净，晒干。

生境分布

络石多生长在山野、荒地中，主要分布于河北、陕西、台湾等地。

对症良方

附方一
配方：络石藤一至二两。
用法：浸酒服。
主治：筋骨痛。

附方二
配方：络石藤、五加根皮各一两，牛膝根五钱。
用法：水煎服，白酒引。
主治：关节炎。

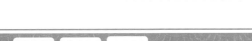

路 路 通

中医视频课

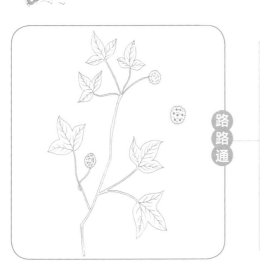

路路通

别　名

枫香果、九孔子、狼目。

性味归经

性平，味苦。归肝、肾经。

功效主治

祛风活络，利水通经。主治关节痹痛，麻木拘挛，水肿胀满等症。

药物禁忌

月经过多者及孕妇忌服。

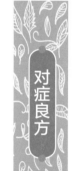
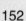

药材来源

路路通为金缕梅科植物枫香树的果实。

植物概说

枫香树为落叶乔木。树皮为灰褐色，方块状剥落。小枝干后灰色，被柔毛，略有皮孔。叶互生，叶片心形，边缘有细锯齿，齿尖有腺状突。花单性，雌雄同株，无花被。种子多数，细小，扁平。

·药·材·加·工·

冬季采摘，除去杂质，洗净晒干。

生境分布

枫香树生长于湿润及土壤肥沃的地方，全国各地均有分布，主要分布于陕西、河南、湖北、安徽、江苏、浙江、福建、台湾、广西、广东、江西、湖南、四川、云南、贵州、青海、西藏等地。

152

对症良方

附方一
配方： 路路通、秦艽、桑枝、海风藤、橘络、薏苡仁。
用法： 水煎服。
主治： 风湿肢节痛。
附方二
配方： 路路通一斤。
用法： 煎浓汁，每天三次，每次六钱，空心服。
主治： 荨麻疹。

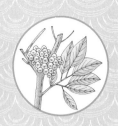

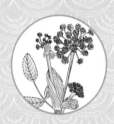

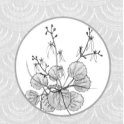

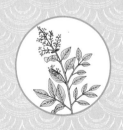

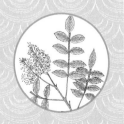

化湿良药

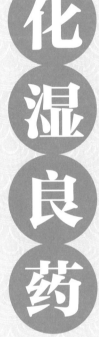

以化除湿浊、醒悦脾胃为主要作用的药物。适用于湿困脾胃，身体倦怠，脘腹胀闷，胃纳不馨，大便溏薄等症

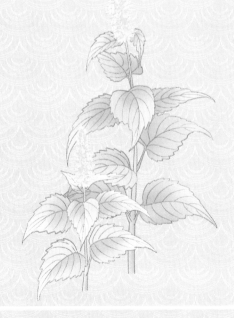

厚朴

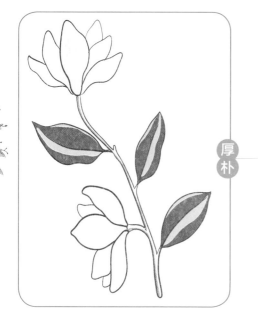

别　名

厚皮、重皮、赤朴、烈朴。

性味归经

性温，味苦、辛。归胃、大肠经。

功效主治

燥湿消痰，下气除满。主治中风、伤寒引起的头痛，身体恶寒发热，惊悸不安，气血阻痹，肌肉麻木不仁等症。

药物禁忌

气虚津亏者及孕妇忌服。

药材来源

厚朴为木兰科植物厚朴、凹叶厚朴的干燥树皮、根皮及枝皮。

植物概说

厚朴的树皮为褐色，不开裂。顶芽无毛。叶互生，叶片长圆状倒卵形，先端急尖或钝圆，基部楔形，上面无毛，下面有白色粉状物，嫩叶下面有白色长毛。先出叶后开花，花蕾形如毛笔尖，5—6 月开白色的花，花朵大而美丽，单朵生于枝条顶端，芳香；花瓣片多数，厚肉质；心皮多数。果实为聚合果，每个成熟心皮有喙。种子为倒卵状。

药材加工

春天、夏天生长盛期采剥树皮，用水浸泡捞出，润透后刮去粗皮，洗净，切丝，晾干。

生境分布

厚朴多生长于山坡、山麓及溪水旁的杂木林中，主要分布于陕西、甘肃、浙江、江西、湖北、湖南、四川、贵州等地。

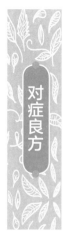

对症良方

附方一

配方：茯苓、白术、木瓜、木香、大腹皮、草豆蔻、炮附子、干姜、厚朴各一两，炙甘草五钱。

用法：共研粗末，每次用四钱，加生姜五片、大枣一枚煎服。

主治：下肢水肿，脘痞腹胀，手足不温，眩晕心悸。

附方二

配方：陈皮、苍术、柴胡、人参、黄芩、甘草、半夏、厚朴。

用法：加姜、枣煎服。

主治：手足沉重，寒多热少。

苍 术

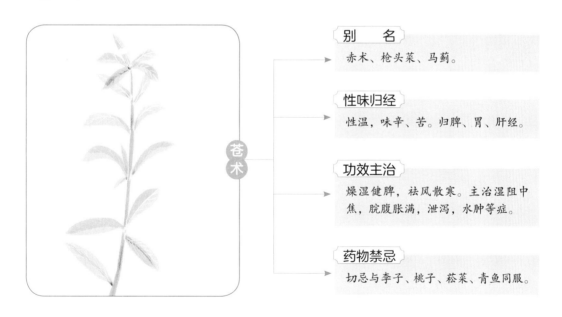

别 名

赤术、枪头菜、马蓟。

性味归经

性温，味辛、苦。归脾、胃、肝经。

功效主治

燥湿健脾，祛风散寒。主治湿阻中焦，脘腹胀满，泄泻，水肿等症。

药物禁忌

切忌与李子、桃子、菘菜、青鱼同服。

药材来源

苍术为菊科植物北苍术、茅苍术（又称南苍术）的干燥根茎。

植物概说

北苍术全株光滑无毛，根茎粗肥，不整齐。茎直立，通常单一，有时上部分枝，圆形而有纵棱，下部木质化。叶互生，革质，裂片先端尖，裂片较大，基部楔形，无柄而略抱茎；有刺状齿。花白色，有时为红紫色，顶生头状花序，基部具苞状叶一轮，与头状花序等长，羽状分裂。瘦果圆筒形。

· 药 材 加 工 ·

去掉杂质，用水浸泡，捞出，润透后切厚片，干燥。

生境分布

北苍术多生长于山坡、灌丛、草丛、岩缝、林下，全国各地均有分布，主要分布于江苏、湖北和河南等地。

对症良方

附方一

配方： 黄柏、苍术各等份。

用法： 二味同炒研末，姜汁泛丸，每服三钱。

主治： 恶寒无汗，全身骨酸，股膝无力。

附方二

配方： 羌活、茵陈、炙甘草各五钱，苍术、防风、猪苓、泽泻、知母、当归身各三钱，黄芩、升麻各一钱，葛根、苦参、人参各二钱，白术一钱五分。

用法： 研为粗末，每服一两，水煎服。

主治： 四肢关节烦痛，肩背沉重。

附方三

配方： 苍术（去粗皮，米泔浸二日）五斤，厚朴（去粗皮，姜汁制，炒香）、陈皮（去白）各三斤二两，甘草（炒）三十两。

用法： 上为细末。每服二钱，以水一盏，入生姜二片、干枣两枚，同煎至七分，去姜、枣，带热服，空心食前；入盐一捻，沸汤点服亦得。

主治： 脾胃不和，不思饮食，心腹胁肋胀满刺痛，口苦无味，呕吐恶心。

附方四

配方： 知母六两，甘草（炙）二两，石膏一斤，苍术、粳米各三两。

用法： 上剉如麻豆大。每服五钱，水一盏半，煎至八九分，去滓取六分清汁，温服。

主治： 湿温多汗。

藿香

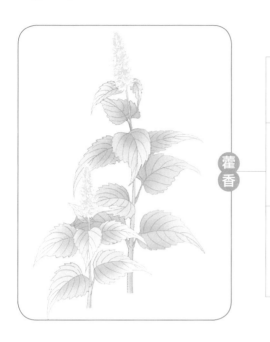

别 名

川藿香、苏藿香。

性味归经

性微温，味辛。归脾、胃、肺经。

功效主治

芳香化湿，祛暑解表。主治胃肠型感冒，流行性感冒，急性胃肠炎，慢性鼻窦炎等症。

药物禁忌

阴虚者忌服。

157

药材来源

藿香为唇形科植物藿香的全草。

植物概说

藿香的茎直立，四棱形，略带红色，疏被柔毛及腺体。叶对生，叶柄细长，叶片卵形或椭圆状卵形，先端渐尖或急尖，边缘有钝齿，基部近心形；上面散生透明腺点，下面有短柔毛及腺点。花紫色、淡紫红色或白色，密集成顶生的总状花序。小坚果倒卵状三棱形，黄色。

· 药 · 材 · 加 · 工 ·

去除杂质，去掉残根及老茎，先将叶摘下另放，茎用水润透，切段，晒干，然后与叶和匀。

生境分布

藿香喜温暖湿润的环境，以肥沃、疏松且排水佳的砂质土壤为佳，主要分布于广东、广西、福建等地。

对症良方

附方一

配方：大腹皮、白芷、紫苏、茯苓各一两，半夏曲、白术、陈皮、厚朴、苦桔梗各二两，藿香三两，炙甘草二两半。

用法：研末，每服五钱，加姜、枣煎。

主治：寒热头痛，胸膈满闷，脘腹胀痛。

附方二

配方：飞滑石十五两，绵菌陈十一两，淡黄芩十两，石菖蒲六两，木通、川贝母各五两，射干、连翘、薄荷、白蔻仁、藿香各四两。

用法：共研细末，每次用开水调服三钱，日服二次。也可用神曲糊丸，如弹子大，用开水化服。

主治：身热倦怠，胸闷腹胀，四肢酸楚。

茯苓

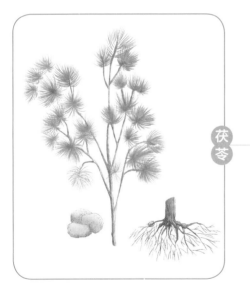

茯苓

别名

茯菟、松苓。

性味归经

性平，味甘。归心、肺、脾、肾经。

功效主治

利水渗湿，健脾和中，宁心安神。主治身体恶寒发热，心中烦满郁闷，咳嗽气逆，口干舌燥等症。

药物禁忌

阴虚火旺者忌服。

药材来源

茯苓为多孔菌科真菌茯苓的干燥菌核。

植物概说

茯苓多为不规则的块状，表皮淡灰棕色或黑褐色，呈瘤状皱缩，内部白色稍带粉红，由无数菌丝组成。子实体伞形，口缘稍有齿；有性世代不易见到，蜂窝状，通常附菌核的外皮而生，初白色，后渐转变为淡棕色，一端尖，平滑，无色。

·药·材·加·工·

栽后8~10个月成熟后采挖，挖出后去除泥沙，用水浸泡，洗净，捞出，闷透后，切片，晒干。

生境分布

茯苓多生于松树根上，全国各地均有分布，主要分布于河北、河南、山东、安徽、浙江、福建、广东、广西、湖南、湖北、四川、贵州、云南、山西等地。

对症良方

附方一
配方：茯苓四两，桂枝三两，白术、炙甘草各二两。
用法：水煎，分三次温服。
主治：胸胁支满，短气目眩。

附方二
配方：半夏、橘红各五两，白茯苓三两，炙甘草一两半。
用法：研为末，每服四钱，加生姜七片、乌梅一个，水煎服。
主治：咳嗽，恶心呕吐，肢体困倦。

石韦

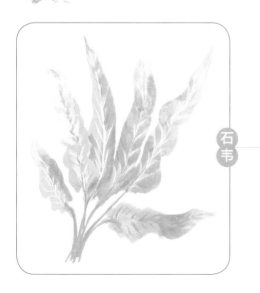

石韦

别　名

石兰、石剑、石皮。

性味归经

性寒，味苦、甘。归肺、肾、膀胱经。

功效主治

利尿通淋，清肺止咳，止血。主治热淋，血淋，石淋，吐血，尿血，肺热咳喘等症。

药物禁忌

阴虚者、无湿热者忌服。

药材来源

石韦为水龙骨科植物石韦的全草。

植物概说

石韦为中型附生蕨类植物。根状茎细长横走，被深褐色鳞片，边缘有锯齿。根须状，叶革质，疏生；叶柄基部有关节，叶片披针形至卵状椭圆形，先端渐尖，基部渐窄，中脉及侧脉明显，下面密被灰棕色星状毛。孢子叶背面全部着生孢子囊群，无囊群盖。

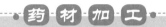

药材加工

秋天、冬天采收，除去根茎及须根，晒干。

生境分布

石韦喜阴凉干燥的环境，多生长于树干、岩石上，全国各地均有分布，主要集中分布于安徽、江苏、浙江、河南、福建、台湾、广东、广西、江西、湖北、四川、贵州、云南等地。

对症良方

附方一
配方：石韦、当归、蒲黄、芍药各等份。
用法：上四味治下筛，酒服方寸匕，日三服。
主治：血淋。

附方二
配方：石韦（去毛）、滑石各等份。
用法：为末，用米饭或蜜调服一刀圭，日二服。
主治：石淋。

附方三
配方：石韦。
用法：为末。每服三钱，温酒服，甚效。
主治：崩中漏下。

理气良药

以行气降气、消除气滞为主要作用的药物。主要分为理脾和胃药、疏肝解郁药、通宣理肺药等。

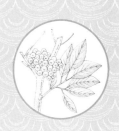

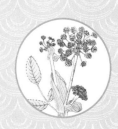

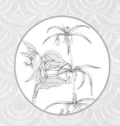

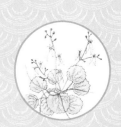

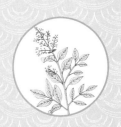

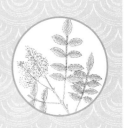

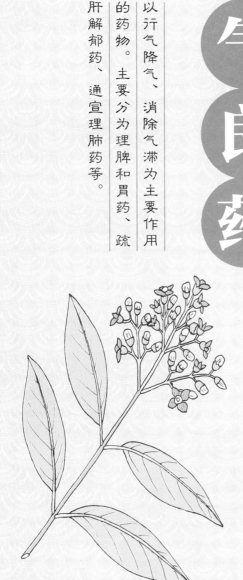

乌药

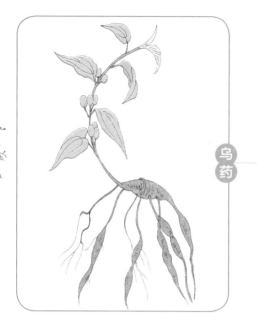

别　名

> 铜钱紫、矮樟。

性味归经

> 性温，味辛。归肺、脾、肾、膀胱经。

功效主治

> 行气止痛，温肾散寒。主治胸腹胀痛，寒疝腹痛，经行腹痛，遗尿，尿频，小儿疳积等症。

药物禁忌

> 气虚及内热证患者忌服。孕妇及体虚者慎服。

乌药

药材来源

乌药为樟科植物乌药的干燥块根。

植物概说

　　乌药的根木质，膨大粗壮，两端小，外皮淡紫红色，剖开白色。树皮灰绿色。小枝幼时密生棕褐色毛，老则光滑。叶互生，革质，叶片椭圆形至广倒卵形，全缘，上面有光泽，下面灰白色，主脉 3 条。花黄绿色，伞形花序腋生。核果球形，成熟时黑色。

·药·材·加·工·

　　冬天、春天可采挖。除去须根，用水浸透，晒干。也可刮去外皮，洗净，切成薄片，晒干。

生境分布

　　乌药多生长于荒山灌木林、高草丛等处，长江流域及南方各地均有分布。

附方一

配方： 乌药、橘红各二钱，麻黄（去根节）、川芎、白芷、桔梗、炒枳壳各一钱，炒僵蚕、炮姜、炙甘草各五分。

用法： 加生姜三片、大枣一枚煎服。

主治： 因大怒引动肝气上逆，突然昏厥，不知人事，牙关紧急，身体四肢逆冷，脉沉伏等；或因中风而遍身顽麻，四肢骨节疼痛，语言謇涩，口眼歪斜，喉中气急有痰。

附方二

配方： 乌药、人参、槟榔、沉香各等份。

用法： 磨浓汁后和水煎三四沸，温服。

主治： 胸膈胀闷，上气喘急，胸腹满闷，不思饮食。

附方三

配方： 枸杞子三钱，当归、茯苓、小茴香、乌药各二钱，肉桂、沉香各一钱。

用法： 水一盏半，加生姜三五片，煎七分，食远温服。

主治： 睾丸冷痛，或小腹疼痛，疝气疼痛，畏寒喜暖。

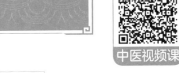

香 附

中医视频课

163

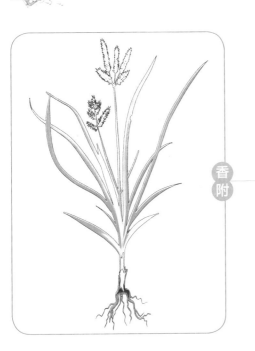

别名

莎草、回头青、香附子、三棱草。

性味归经

性平，味辛、微苦。归肝、三焦经。

功效主治

行气解郁，调经止痛，安胎。主治肝郁气滞，胁肋胀痛，脘腹胀满，纳谷不香，月经不调，乳房胀痛等症。

药物禁忌

经期女性和气虚无滞、阴虚血热者忌服。

药材来源

香附为莎草科植物莎草的干燥根茎。

植物概说

莎草的根茎横生，细长，末端生灰黑色、椭圆形、具有香气的块茎（即香附）。茎直立，上部三棱形。叶基部丛生，线形，基部抱茎，全缘，具平行脉。花红褐色。果实三棱形，成熟时灰黑色，外有褐色毛。

药材加工

春、秋季均可采挖。在沸水中略煮或蒸透，除去须毛和杂质，晒干，可切成厚片或碾碎。

生境分布

莎草生长于旱土、路旁、草坪上，全国大部分地区有分布，以山东、浙江产者为佳。

对症良方

附方一

配方： 苍术、香附、川芎、神曲、栀子各等份。

用法： 研为细末，和水做成丸药如绿豆大，每次服三钱，温开水送下。

主治： 胸膈痞闷，吞酸呕吐，饮食不消。

附方二

配方： 香附八两，乌药二两，紫苏叶、陈皮、干姜各一两。

用法： 研成细末，每次服五至六钱，用水煎服。

主治： 胁肋刺痛，月经不调。

附方三

配方： 柴胡、陈皮各二钱，川芎、香附、枳壳、芍药各一钱半，炙甘草五分。

用法： 上作一服。水二盏，煎八分，食前服。

主治： 胁肋疼痛，脘腹胀满，胸闷喜太息，情志抑郁易怒，嗳气。

附方四

配方： 香附半斤。

用法： 醋煮，焙为末，醋和丸如梧桐子大。每服三四十丸，米饮下。

主治： 元脏虚冷，月候不调，头眩，少食，浑身寒热，腹中急痛，赤白带下，心忪气闷，血中虚寒，胎气不固。

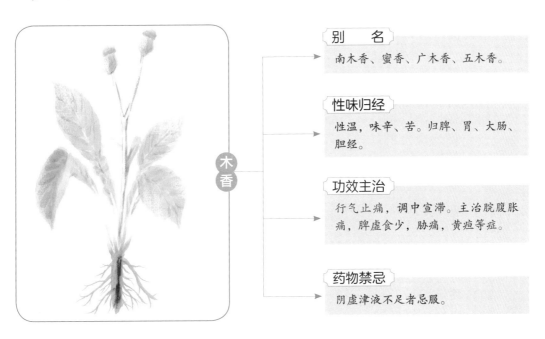

木 香

别 名

南木香、蜜香、广木香、五木香。

性味归经

性温，味辛、苦。归脾、胃、大肠、胆经。

功效主治

行气止痛，调中宣滞。主治脘腹胀痛，脾虚食少，胁痛，黄疸等症。

药物禁忌

阴虚津液不足者忌服。

药材来源

木香为菊科植物木香的干燥根。

植物概说

木香的主根粗壮，圆柱形，外表褐色；支根稀疏。根生叶三角状卵形或三角形，上面深绿色，被短毛，下面淡绿带褐色，被短毛，脉上尤著；叶柄较长。花茎较高，有细棱，被短柔毛。花暗紫色，全为管状花。瘦果线形，先端平截，果熟时多脱落，果顶有时有花柱基部残留。

·药·材·加·工·

秋天、冬天采挖，除去泥沙及须根，切段，纵剖成瓣，干燥后撞去粗皮。以香气浓郁者为佳。

生境分布

木香多生长于高山草地和灌丛中，分布于陕西、湖南、四川、云南、西藏等地。

对症良方

附方一

配方： 姜厚朴、橘皮各一两，炙甘草、茯苓、草豆蔻仁、木香各五钱，干姜七分。

用法： 合为粗散，每服五钱匕，水二盏，入生姜三片，煎至一盏，去滓，食前温服。忌一切冷物。

主治： 脘腹胀满，时作疼痛，不思饮食，四肢倦怠。

附方二

配方： 天台乌药、木香、小茴香（炒）、青皮、高良姜（炒）各半两，槟榔二个，川楝子十个。

用法： 川楝子用巴豆微炒，敲破，小麦麸一升同炒，川楝子变黑时，去巴豆、小麦麸，捣罗为散。每服一钱匕，食前温酒送下；疼甚，炒生姜，热酒调下。

主治： 小肠疝气，少腹引控睾丸而痛。

附方三

配方： 黑牵牛（研末）四两，甘遂（面裹煨）、芫花（醋炒）、大戟（醋炒）各一两，大黄二两，青皮、陈皮、木香、槟榔各五钱，轻粉一钱。

用法： 前九味研成细粉，与轻粉粉末配研，过筛，混匀，用水泛丸，干燥，即得。每服五十九，空腹温开水送服，以快利为度。

主治： 腹坚，水肿水胀，大小便秘，口渴气粗。

附方四

配方： 木香（方圆一寸）一块，黄连半两。

用法： 用水半升同煎干，去黄连，薄切木香，焙干为末。分作三服：第一服橘皮汤下，二服陈米饮下，三服甘草汤下。

主治： 一切下痢，不拘丈夫、妇人、小儿。

枳实

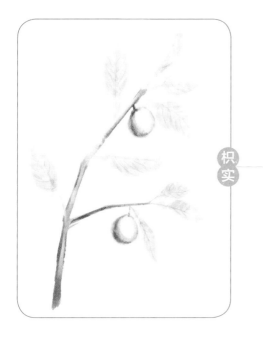

别　名

酸橙。

性味归经

性微寒，味苦、辛、酸。归脾、胃、大肠经。

功效主治

破气消积，化痰散痞。主治胃肠积滞，痞满胀痛，大便秘结，泻痢后重，痰滞气阻等症。

药物禁忌

脾胃虚弱者及孕妇慎服。虚而久病，不可误服。

167

药材来源

枳实为芸香科植物酸橙及其栽培变种或甜橙的干燥幼果。

植物概说

酸橙的茎枝具粗大腋生的棘刺，基部扁平；幼枝光滑无毛，青绿色，扁而有棱；老枝圆形。花生于二年生枝上叶腋，先叶开放，白色。柑果圆球形，熟时橙黄色，有芳香。

·药·材·加·工·

夏天收集自落的果实，除去杂质，自中部横切为两半，晒干或低温干燥，较小者直接晒干或低温干燥。

生境分布

酸橙在丘陵、低山地带和江河湖泊岸边栽培而生，主要分布在四川、江西、湖南、湖北、江苏等地。

对症良方

附方一

配方： 枳实四枚，厚朴四两，薤白半斤，桂枝一两，栝楼一枚。

用法： 上五味，以水五升，先煮枳实、厚朴，取二升，去滓，内余药，煮数沸，分温三服。

主治： 胸满而痛，心中痞气，气结在胸。

附方二

配方： 桂枝、生姜各三两，枳实五枚。

用法： 上三味，以水六升，煮取三升，分温三服。

主治： 心窝牵引疼痛，恶心呕吐，频频嗳气。

附方三

配方： 枳实。

用法： 炙为末。饮下方寸匕，日三、夜一。

主治： 奔豚气痛。

沉香

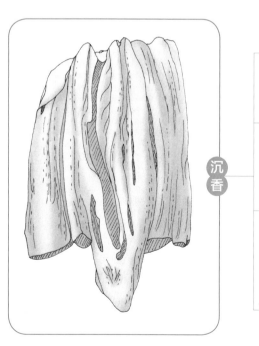

沉香

别 名

伽南香、奇南香。

性味归经

性微温，味辛、苦。归脾、胃、肾经。

功效主治

行气止痛，温中降逆，纳气平喘。主治神经性呕吐，支气管哮喘，胃痛等症。

药物禁忌

阴亏火旺者、气虚下陷者、阴虚气逆者忌服。

药材来源

沉香为瑞香科植物白木香含有树脂的木材。

植物概说

白木香的叶互生，稍带革质，椭圆披针形或倒披针形，伞形花序。无梗，或有短的总花梗，被绢状毛。花白色，与小花梗等长或较短。蒴果倒卵形，木质，扁压状，密被灰白色茸毛，基部有略为木质的宿花被。种子通常 1 枚，卵圆形，基部具有角状附属物，长度约为种子的 2 倍。

·药·材·加·工·

夏天、秋天采收。割取含有树脂的木材，剔除不含树脂的部分，晒干。

生境分布

白木香多生长于低海拔的山地、丘陵、疏林中，分布于广东、海南、广西、福建、台湾等地。

对症良方

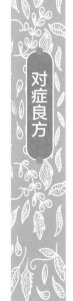

附方一

配方：人参、槟榔、沉香、天台乌药。

用法：上四味各磨浓水，和作七分盏，煎三五沸，温服。

主治：上气喘息，胸膈满闷，不思饮食。

附方二

配方：肉苁蓉（酒浸，焙过）二两，沉香一两。

用法：共研为末，加麻子仁汁糊成丸子，如梧子大。每服七八九，白开水送下。

主治：汗多便秘。

附方三

配方：黑锡（去滓净秤）、硫黄（透明者）各二两，胡芦巴、补骨脂、茴香、沉香、木香、附子（炮）、金铃子、肉豆蔻各一两，肉桂半两。

用法：先将黑锡和硫黄放新铁铫中如常法结成砂子，放地上出火毒，研极细末。余药也研成极细末，然后和匀再研，以黑色光亮为度，酒糊为丸，如梧桐子大，阴干，入布袋内擦令光莹，每服三四十九，空心淡盐汤或枣汤下，急症可服至百九（二三钱）。

主治：四肢逆冷，胸腹冷痛，痰壅气喘，两胁刺痛，冷汗不止。

檀香

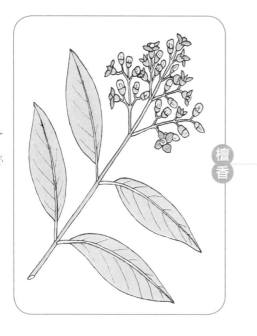

别　名

白檀、旃檀。

性味归经

性温，味辛。归脾、胃、心、肺经。

功效主治

行气温中，开胃止痛。主治寒凝气滞，胸膈不舒，胸痹心痛，脘腹疼痛，呕吐少食等。

药物禁忌

经期及哺乳期女性忌服。

檀香

170

药材来源

檀香为檀香科植物檀香树干的心材。

植物概说

　　檀香是常绿寄生小灌木。树皮褐色，粗糙或纵裂。叶对生，椭圆形或卵状披针形，基部楔形，全缘，无毛；叶柄短。聚伞状圆锥花序腋生或顶生；花小，多数始为淡黄色，后变为深紫色；花被管钟形，先端4裂，裂片卵圆形，有4个蜜腺生于花被管中部；雄蕊4枚，与蜜腺互生。核果球形，成熟时黑色。种子卵圆形，光滑，有光泽。

·药·材·加·工·

　　全年可采收，夏天为佳。采得后除去杂质，切成小段或小块。

生境分布

　　檀香为野生或栽培，分布于澳大利亚、印度尼西亚等地，我国广东、台湾、云南等地有栽培。

附方一

配方：丹参一两，檀香、砂仁各一钱半。

用法：水煎服。

主治：心痛，胃脘痛。

附方二

配方：白术、光明砂、麝香、诃梨勒皮、香附子、沉香、青木香、丁子香、安息香、白檀香、荜茇、犀角各一两，薰陆香、苏合香、龙脑香各半两。

用法：上为极细末，炼蜜为丸，如梧桐子大。腊月合之，藏于密器中，勿令泄气。每朝用四丸，取井花水于净器中研破服。老小每碎一丸服之，另取一丸如弹丸，蜡纸裹，绯袋盛，当心带之。冷水暖水，临时斟量。

主治：神昏，牙关紧闭，不省人事。

薤 白

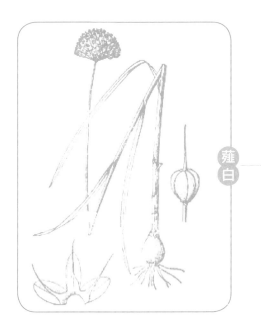

别　名

薤根、野蒜、薤白头。

性味归经

性温，味辛、苦。归肺、胃、心、大肠经。

功效主治

通阳散结，行气导滞。主治胸痹疼痛，痰饮咳喘，脘腹痞满胀痛，泄痢后重等症。

药物禁忌

气虚胃弱者慎用。

药材来源

薤白为百合科植物小根蒜等的鳞茎。

植物概说

小根蒜为多年生草本植物，鳞茎近球形，簇生；鳞茎外皮为灰色或白色，有类白色膜质鳞片包被。叶基生，半圆柱形或条形，中空。5—6月开花，花为紫红色，呈圆柱形，总苞长度约为花序的一半；伞形花序半球形或球形。秋天结果，果实为球形，个小。

药·材·加·工

春天、夏天采挖。采挖鳞茎后除去须根，洗净，蒸透或用沸水烫透，晒干。

生境分布

小根蒜常生长于耕地杂草中及山地较干燥处，在我国黑龙江、吉林、辽宁、河北、山东、湖北、贵州、云南等地广泛分布。

对症良方

附方一

配方：栝楼实一枚，薤白半升，白酒七升。

用法：煮，分两次服。

主治：痰盛瘀阻之胸痹证。症见胸中满痛彻背，喘息咳唾，不能安卧，短气痰多。

附方二

配方：栝楼实（捣）一枚，薤白三两，半夏半升，白酒一斗。

用法：上四味，同煮，取四升。温服一升，日三服。

主治：胸痹，不得卧，心痛彻背。

附方三

配方：秫米一把，鲫鱼鲊二脔，薤白一虎口。

用法：煮粥食之。

主治：赤痢不止。

附方四

配方：鲜薤头。

用法：洗净，捣烂如泥，用米粉和蜜糖适量拌和做饼，烤熟食之。

主治：小儿疳痢（包括慢性肠炎）。

玫瑰花

中医视频课

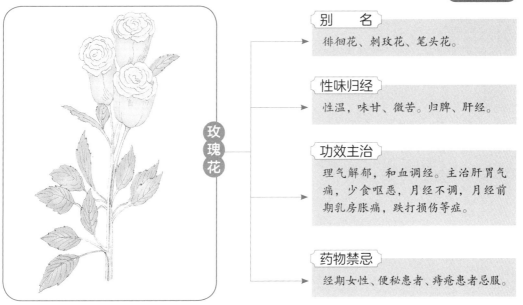

玫瑰花

别 名

徘徊花、刺玫花、笔头花。

性味归经

性温，味甘、微苦。归脾、肝经。

功效主治

理气解郁，和血调经。主治肝胃气痛，少食呕恶，月经不调，月经前期乳房胀痛，跌打损伤等症。

药物禁忌

经期女性、便秘患者、痔疮患者忌服。

173

药材来源

玫瑰花为蔷薇科植物玫瑰的干燥花蕾。

植物概说

玫瑰的枝干粗壮，枝丛生，密生茸毛、腺毛及刺。单数羽状复叶互生；小叶 5~9 片，椭圆形至椭圆状倒卵形，先端尖或钝，基部圆形或阔楔形，边缘有细锯齿，上面暗绿色，无毛而起皱，下面苍白色，被柔毛；叶柄生柔毛及刺；托叶附着于总叶柄，无锯齿，边缘有腺点。花紫色或白色，单生或数朵簇生，单瓣或重瓣。瘦果骨质，扁球形，暗橙红色。

药材加工

春末夏初花将开放时采收。除去杂质，摘除花柄及蒂，筛去灰屑，晒干。

生境分布

玫瑰多生长于低山丛林，全国各地均有栽培。

对症良方

附方一

配方： 玫瑰花蕊三百朵（初开者，去心蒂）。

用法： 新汲水砂铫内煎取浓汁，滤去渣，再煎，白冰糖一斤收膏，早晚开水冲服。瓷瓶密收，切勿泄气。如专调经，可用红糖收膏。

主治： 肝郁吐血，月汛不调。

附方二

配方： 玫瑰花四至五朵，合蚕豆花三至四钱。

用法： 泡开水代茶频饮。

主治： 肝风头痛。

附方三

配方： 玫瑰花（去净蕊蒂，阴干）三钱，红花、全当归各一钱。

用法： 水煎去滓，好酒和服七剂。

主治： 新久风痹。

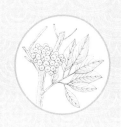

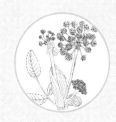

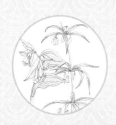

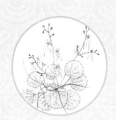

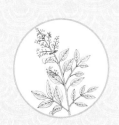

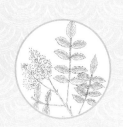

消食良药

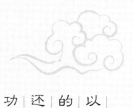

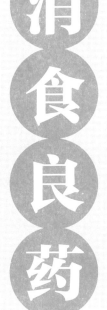

以消食导滞、促进消化为主要作用的药物，又称消导药。部分消食药还有增进食欲，降低血脂、血压等功效。

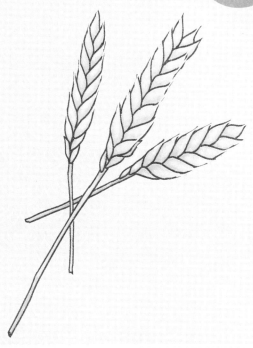

麦芽

别　名

麦蘖、大麦毛、大麦芽。

性味归经

性平，味甘。归脾、胃经。

功效主治

行气消食，健脾开胃，回乳消胀。主治食积不消，脘腹胀闷等症。

药物禁忌

无积滞、脾胃虚者不宜使用。

药材来源

麦芽为禾本科植物大麦的成熟果实的芽。

植物概说

大麦秆粗壮，直立，光滑无毛。叶鞘大多疏松裹茎，有时基生叶的叶鞘疏生柔毛；叶鞘先端两侧具弯曲钩状的叶耳；叶舌小，膜质；叶片扁平，长披针形，上面粗糙，下面较光滑。穗状花序圆筒状或四方形，通常无柄；内外颖均为线形或线状披针形，微被短柔毛，先端具一由中脉延长而成的短芒；内稃与外稃等长，较狭，柱头羽状。颖果成熟后与外稃黏着。

·药·材·加·工·

人工生产，以冬天、春天为好。去除杂质。照清炒法炒至棕黄色，放凉后为炒麦芽。

生境分布

大麦多种植于温带、亚北极地区，全国各地均有栽培。

对症良方

附方一

配方： 干生姜、炙甘草、麦芽曲、白茯苓、白术各二钱，半夏曲、人参各三钱，厚朴四钱（炙），枳实、黄连各五钱。

用法： 上为细末，汤浸蒸饼为丸，梧桐子大。每服五十至七十丸，白汤下，食远服。

主治： 心下痞满，不思饮食，倦怠乏力，大便不调。

附方二

配方： 炒神曲、黄连各十两，肉豆蔻（面裹煨）、使君子、炒麦芽各五两，槟榔二十个，木香二两。

用法： 上药共为细末，和猪胆汁为丸，如粟米大。每服三十丸，空腹时用熟水送下。

主治： 面黄体瘦，口臭便溏，腹大发竖，不能步行，肌体发热。

山楂

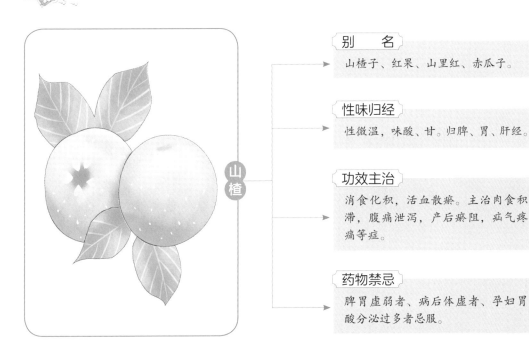

山楂

别　名

山楂子、红果、山里红、赤瓜子。

性味归经

性微温，味酸、甘。归脾、胃、肝经。

功效主治

消食化积，活血散瘀。主治肉食积滞，腹痛泄泻，产后瘀阻，疝气疼痛等症。

药物禁忌

脾胃虚弱者、病后体虚者、孕妇胃酸分泌过多者忌服。

药材来源

山楂为蔷薇科植物山楂的干燥成熟果实。

植物概说

山楂的小枝为紫褐色,老枝为灰褐色。叶片宽卵形或三角状卵形,基部截形或宽楔形,两侧有羽状深裂片,基部一对裂片分裂较深,边缘有不规则锐锯齿。复伞房花序,花序梗、花柄都有长柔毛;花白色,萼片内外两面无毛或内面顶端有毛。梨果深红色,近球形。

· 药 · 材 · 加 · 工 ·

秋天果实成熟时采收。切片,除去果核,晒干。也可直接晒干。

生境分布

山楂多生长于山坡沙地和原野灌丛中,全国大部分地区有分布。

对症良方

附方一

配方: 山楂六两,神曲二两,茯苓、半夏各三两,陈皮、炒莱菔子、连翘各一两。

用法: 研成细末,用神曲煮糊和成丸药,如梧桐子大,每次服七八十丸,用炒麦芽煎汤送下。也可将麦芽一两研末,和在丸药内。

主治: 伤食伤酒,胸膈痞闷,嗳气有酸腐味,腹痛,大便泄泻。

附方二

配方: 人参、白术各三两,山楂肉、广陈皮各二两,炒怀山药、莲肉、白茯苓、炒薏苡仁、白扁豆、芡实粉各一两半,炒麦芽一两,藿香叶、桔梗、甘草各五钱,白豆蔻仁、泽泻各三钱半,川黄连三钱。

用法: 上为细末,炼蜜为丸,如弹子大。每服一丸,重二钱,用白汤或清米汤、橘皮汤、炒砂仁汤嚼化下。

主治: 脾胃虚弱,食少便溏,脘腹作胀,恶心呕吐,消瘦乏力。

附方三

配方: 归尾三五钱,山楂、香附、红花各二钱,乌药一二钱,木香七分,泽泻、青皮各钱半。

用法: 水二盅,煎取七分,加酒一二盅,食前服。

主治: 妇人血滞血积,经脉不利,痛极拒按,产后瘀血实痛,男妇血逆、血厥。

白术

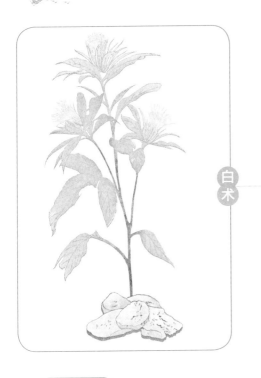

别　名

山蓟、山姜、山连。

性味归经

性温，味苦、甘。归脾、胃经。

功效主治

健脾益气，燥湿利尿，止汗，安胎。主治腹胀，泄泻，便秘，水肿，自汗，胎动不安等症。

药物禁忌

干咳带血、口燥咽干、久病伤阴、少津、湿热邪毒未清又外感热病邪实者忌服。

药材来源

白术为菊科植物白术的干燥根茎。

植物概说

白术茎直立。叶互生，裂片椭圆形至卵状披针形，顶端裂片最大，边缘有刺状齿，叶柄长；茎上部叶分裂或不分裂，叶柄渐短。头状花序顶生，总苞钟状，基部有羽状深裂的叶状苞片；花管状，花冠紫色。瘦果表面有黄白色茸毛，冠毛羽状。

·药·材·加·工·

冬天地上部分枯萎后挖根，烘干。炮制时除去杂质，洗净，闷润透，切成厚片，晒干。

生境分布

白术喜欢生长在凉爽的环境中，不耐高温，不喜湿，对土壤要求不严格，主要分布在江苏、浙江、福建、江西、安徽、四川、湖北及湖南等地。

附方一

配方： 人参、土炒白术各二两，陈皮、炒麦芽各一两，山楂一两半，炒枳实三两。

用法： 共研细末，用神曲煮糊做成丸药（也可做成水丸或蜜丸），如梧桐子大，每次服三钱，用米汤或温开水送下。

主治： 食少难消，脘腹痞闷，体倦少气。

附方二

配方： 白术（炒）二两半，白茯苓二两，人参一两五钱，神曲（炒）、陈皮、砂仁、麦芽（炒取面）、山楂肉、山药、肉豆蔻（面裹煨去油）各一两，木香、酒黄连、甘草各七钱半。

用法： 上药为细末，蒸饼为丸，如绿豆大，每服五十丸，空腹温开水送服，一日二次。

主治： 饮食不思，脘腹痞闷。

附方三

配方： 大黄一两，枳实、炒神曲各五钱，茯苓、黄芩、黄连、白术各三钱，泽泻二钱。

用法： 上药共为细末，汤浸蒸饼为丸，如梧桐子大，每服五十至七十丸，空腹时温水送服。

主治： 脘腹胀痛，大便秘结，小便短赤，下痢泄泻。

附方四

配方： 上好白术十斤。

用法： 切片，入瓦锅内，水淹过二寸，文武火煎至一半，倾汁入器内，以渣再煎，如此三次，乃取前后汁同熬成膏，入器中一夜，倾去上面清水，收之。每服二三匙，蜜汤调下。

主治： 服食滋补，止久泄痢。

附方五

配方： 白术一两，芍药半两（冬月不用芍药，加肉豆蔻，泄者炒）。

用法： 上为末，粥丸。

主治： 脾虚泄泻。

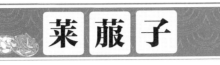

莱菔子

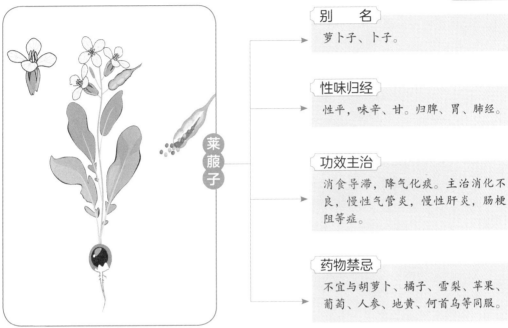

莱菔子

别　名

萝卜子、卜子。

性味归经

性平，味辛、甘。归脾、胃、肺经。

功效主治

消食导滞，降气化痰。主治消化不良，慢性气管炎，慢性肝炎，肠梗阻等症。

药物禁忌

不宜与胡萝卜、橘子、雪梨、苹果、葡萄、人参、地黄、何首乌等同服。

药材来源

莱菔子为十字花科植物萝卜的干燥成熟种子。

植物概说

萝卜的直根粗壮，肉质，长圆形或圆锥形，长短和大小差异较大，外皮白色，断面白色。基生叶和下部叶大头羽状分裂，边缘有钝齿，两面均疏生粗毛。花白色，排成总状花序生于树顶；果实圆柱形，顶端有渐尖的喙。种子卵圆形或椭圆形，稍扁，表面黄棕色、红棕色或灰棕色。

·药·材·加·工·

夏天萝卜成熟时采挖植株，将萝卜晒干后取出种子，除去杂质，然后晒干。

生境分布

萝卜多为栽培，世界各地均有种植。

附方一

配方：紫苏子、白芥子、莱菔子各一钱。

用法：将三味药捣碎，水煎取汁服用。

主治：咳嗽喘逆，多胸痞，饮食不香。

附方二

配方：胆星、半夏各一斤，青皮、陈皮、生莱菔子、炒苏子、炒神曲、炒麦芽、炒山楂、葛根、杏仁、制香附各一两。

用法：研成细末，用姜汁和蒸饼煮糊成丸，如梧桐子大，每服三钱，开水送下。

主治：痰多而黏，胸膈胀闷，早晨咳嗽。

肉豆蔻

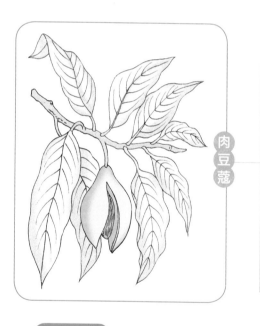

肉豆蔻

别　名

迦拘勒、豆蔻、肉果、玉果。

性味归经

性温，味辛。归脾、胃、大肠经。

功效主治

温中行气，涩肠消食。主治脾胃虚寒，久泻不止，脘腹胀痛，食少呕吐等症。

药物禁忌

湿热积滞、久痢、初痢、阴虚火旺者忌服。

药材来源

肉豆蔻为肉豆蔻科植物肉豆蔻的干燥种仁。

植物概说

肉豆蔻是一种常绿乔木，树枝细长。叶大致呈椭圆形，叶片先端较尖，基部呈楔形。肉豆蔻的种子呈卵形或椭圆形，表皮粗糙，呈灰棕色或棕色。

种子一侧有纵沟，尖端有暗色凹陷，尾端有圆形凸起。

·药·材·加·工·

冬天、春天果实成熟时采收。除去杂质，洗净，干燥。

生境分布

肉豆蔻广泛栽培于热带地区。在我国台湾、广东、云南等地也有分布。

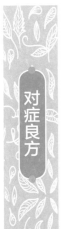

对症良方

附方一

配方： 猪苓（去黑皮）半两，肉豆蔻（去壳，炮）二枚，黄柏（去粗皮，炙）一分。

用法： 捣罗为末，米饮和丸，如绿豆大，每服十九，食前熟水下。

主治： 肠胃寒湿，濡泻无度，嗜卧不食。

附方二

配方： 补骨脂四两，吴茱萸一两，肉豆蔻、五味子各二两。

用法： 共研细末，用大枣百枚和生姜八两同煮，然后去生姜，取枣肉和药末捣匀做成丸药，每服五十至七十九，空心或食前白汤送下。

主治： 泄泻不止，不思饮食，腹痛腰酸，疲乏无力。

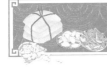

槟榔

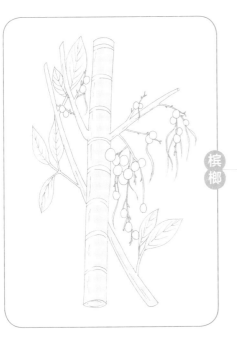

槟榔

别　名

榔玉、槟榔子、宾门、青仔、仁频、橄榄子。

性味归经

性温，味苦、辛。归胃、大肠经。

功效主治

杀虫，消积，行气，利水，截疟。主治绦虫病、蛔虫病、虫积腹痛，食积气滞，脘腹胀痛，水肿脚气，疟疾等。

药物禁忌

脾虚便溏、气虚下陷者忌用，孕妇慎用。禁止过量服用和长期嚼食。

药材来源

槟榔为棕榈科植物槟榔的干燥种子。

植物概说

槟榔是一种常绿乔木，树干笔直，茎干有环状叶痕，叶呈羽状，狭长而光滑，丛生于茎顶。肉穗花序，花苞呈佛焰状，黄绿色；雌雄同株，雄花小而多，生于花序顶端；雌花大而少，生于花序基部。果实呈卵圆形或橄榄形；种子呈圆锥形。

药材加工

春末至秋初果实成熟时采收，水煮，晒干，剖开果实，取出种子，晒干。

生境分布

槟榔喜高温湿润气候，原产于马来西亚。在我国主要分布于海南、台湾，广西、福建、云南等地也有种植。

对症良方

附方一
配方：木香、槟榔、青皮、陈皮、炒枳壳、黄连（吴茱萸汤炒）、三棱、莪术各一两，酒炒黄柏、酒浸大黄各三两，香附、黑丑（即黑牵牛子）各四两。
用法：研成细末，用芒硝水制成丸药。根据病人体质和证候轻重决定用量。一般用梧桐子大的丸药五十粒为一次量，相当于二钱，开水送下。
主治：食滞内停，腹中胀痛，二便不通，或泄泻、痢疾而有腹痛，肛门重坠，胸部痞满。

附方二
配方：苏叶三钱，吴茱萸二钱，桔梗、生姜各五钱，木瓜、橘皮各一两，槟榔七个。
用法：研成粗末，隔宿用水三大碗慢火煎至一碗半，药渣再用水二大碗，煎至一碗，二汁相和，至次日五更鸡鸣时作二三次冷服（冬月可略温服）。早饭须待药力过后再吃（服药后隔二小时左右吃饭）。
主治：腿足浮肿疼痛，难于行走，胸闷恶心，恶寒。

附方三
配方：槟榔、半夏、砂仁、萝卜子、麦芽、干姜、白术各二钱。
用法：水煎服。
主治：食积，满闷成痰涎，呕吐。

补益良药

以补益气血、消除虚证、增强体质为主要作用的药物，可分为补气药、补血药、补阴药和补阳药。

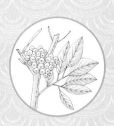

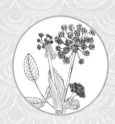

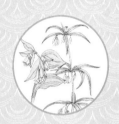

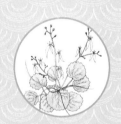

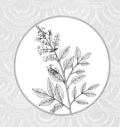

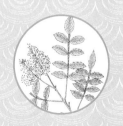

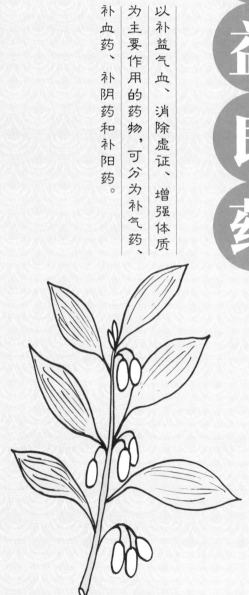

人参

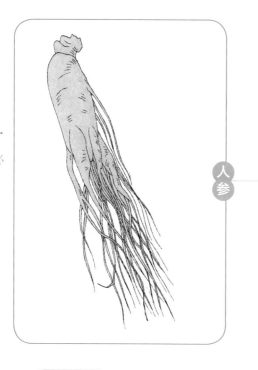

人参

别 名

地精、老山参、野山参、高丽参。

性味归经

性微寒，味甘、微苦。归脾、肺、心、肾经。

功效主治

大补元气，补脾益肺，安神益智。主治肢冷脉微，脾肺气虚，少食泄泻，口渴乏力，惊悸失眠等症。

药物禁忌

由实证、热证引起喘嗽痰盛、胸膈痛闷、噎膈便秘者和体质健壮、阴虚阳亢者，以及儿童、孕妇等忌服。

186

药材来源

人参为五加科植物人参的干燥根。

植物概说

人参是多年生草本植物。主根肉质，呈圆柱形或纺锤形，须根细长。根状茎（芦头）短，上有茎痕（芦碗）和芽苞。浆果状核果呈扁球形或肾形，成熟时颜色鲜红。种子为扁圆形，黄白色。

·药·材·加·工·

于栽种5～6年后的秋天采挖。须细心采挖，防止须根折断。洗净，晒干。

生境分布

人参在我国主要分布于辽宁、吉林和黑龙江的部分地区，河北、山西地区有引种。

对症良方

附方一

配方： 人参、白术、干姜、甘草各三两。

用法： 加水八升，煎至三升。每服一升，一天服三次。

主治： 胸中痞坚，胁下逆气抢心。

附方二

配方： 龟板五斤，鹿角二斤，枸杞子三十两，人参十五两。

用法： 先将龟板、鹿角漂泡后，用水冲洗，放在锅中分次水煎，取煎出的胶液，煎至胶质尽，去渣。枸杞子、人参分别用水分次煎，取煎出液，煎至味尽，去渣。然后将上项煎出液合在一起，用小火缓煎，防止焦枯，等煎至稠膏状时，倾入凝胶槽内，待其自然冷凝，取出切成小块，阴干即成。每块重约一钱五分，用酒化服，初服一钱五分，渐加至三钱，每日空心服下。

主治： 全身瘦削，遗精阳痿，精神虚弱。

附方三

配方： 人参、炮干姜等份。

用法： 以上为末。加生地黄汁，做成丸子，如梧子大。每服五十丸，米汤送下。

主治： 妊妇腹痛吐酸，不能饮食。

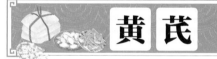

黄芪

中医视频课

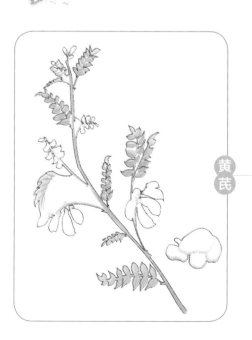

黄芪

别　名

蜀脂、百本、独椹、黄耆。

性味归经

性温，味甘。归脾、肺经。

功效主治

补益脾肺，固表止汗，利尿消肿，托毒敛疮。主治脾虚倦怠，食少泄泻，肺虚喘咳，气虚自汗等症。

药物禁忌

阴虚阳亢者忌服。

药材来源

黄芪为豆科植物蒙古黄芪、膜荚黄芪的干燥根。

植物概说

膜荚黄芪的主根肥厚、圆柱形，稍带木质，不易折断。嫩枝有细棱，有柔毛。叶互生，单数羽状复叶，小叶片椭圆形或长圆状卵形，顶端钝圆或微凹，叶面绿色，无毛，叶背有伏贴的白色柔毛；托叶离生，卵形，无小托叶。总状花序生于枝顶或叶腋，黄色或淡黄色。果为荚果，半椭圆形，稍扁，半透明膀胱状鼓起，顶端有刺尖，内有几粒黑色种子。

· 药 · 材 · 加 · 工 ·

春天、秋天采挖。除去泥土，切去芦头，晒干，扎成捆。

生境分布

膜荚黄芪多为栽培，分布于黑龙江、内蒙古、山西等地。

对症良方

附方一

配方： 肉桂五分至七分，甘草（炙）、人参各一钱，黄芪三钱。

用法： 水煎温服。

主治： 倦怠乏力，少气畏寒，及小儿出痘，阳气不足，痘难胀起，或浆清稀，皮薄发痒，难灌浆，难收敛。

附方二

配方： 当归、白术各二钱，黄芩、续断、人参、黄芪各一钱，川芎、白芍、熟地黄各八分，砂仁、炙甘草各五分，糯米一撮。

用法： 以水一盏半，煎七分，食远服。但觉有孕，三五日常用一服，四月之后方无虑也。

主治： 胎动不安，或屡有堕胎宿疾，面色萎白，倦怠乏力，不思饮食。

附方三

配方： 黄芪二两，人参、半夏、炙甘草各一两，羌活、独活、防风、白芍各五钱，陈皮四钱，白术、茯苓、泽泻、柴胡各三钱，黄连二钱。

用法： 研为粗末，每服三钱，加生姜五片，大枣二枚，水煎服。

主治： 身体酸重，肢节疼痛，口苦舌干，饮食无味，大便不调，小便频数，恶寒。

甘 草

别 名

美草、甜草、甜根子、棒草、灵通。

性味归经

性平，味甘。归心、脾、肺、胃经。

功效主治

益气补中，祛痰止咳，调和诸药。主治脾胃虚弱，气短乏力，食少便溏，心悸自汗，咳嗽气喘，咽喉肿痛等症。

药物禁忌

痢疾初作、醛固酮增多症、低钾血症患者忌服。肾病、高血压、水肿、充血性心力衰竭患者慎用。

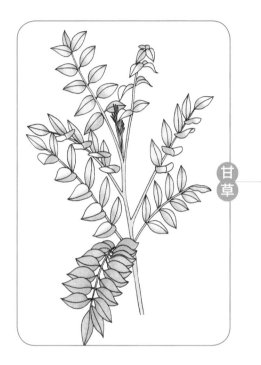

甘草

药材来源

本品为豆科甘草属植物甘草、胀果甘草及光果甘草的根茎。

植物概说

这三种甘草均为多年生草本，根与根状茎粗壮，外皮呈褐色，里面呈淡黄色，带有甜味。茎直立，多分枝。小叶为椭圆形、卵状长圆形、长圆状披针形等，数量因种类不同而有所不同。总状花序腋生，花的数量较多。三种甘草的荚果形状有所差异。

·药·材·加·工·

秋天采挖。除去须根和杂质，洗净，切成厚片，晒干。炙甘草是将甘草片用蜜炙法炒至黄色或深黄色后晾凉而成。

生境分布

甘草喜欢日照充足、干燥且昼夜温差大的生态环境，多生长在干燥草原、向阳山坡、沙漠边缘和黄土丘陵地带，主要分布于新疆、内蒙古、宁夏、甘肃、陕西等地。

对症良方

附方一

配方： 人参、白术、茯苓、炙甘草各等份。

用法： 上为细末。每服二钱，水一盏，煎至七分，通口服，不拘时候，入盐少许，白汤点亦得。

主治： 面色萎白，气短乏力，语声低微，食少便溏。

附方二

配方： 生地黄一斤，炙甘草四两，生姜（切）、桂枝（去皮）各三两，人参、阿胶各二两，麦冬（去心）、麻仁各半升，大枣（擘）三十枚。

用法： 上九味，以清酒七升，水八升，先煮八味，取三升，去滓，内阿胶烊消尽，温服一升，日三服。

主治： 心动悸，虚羸少气，咳嗽，涎唾多，形瘦短气，虚烦不眠，自汗盗汗。

附方三

配方： 柴胡二钱，秦艽、人参、当归、炙鳖甲各一钱半，地骨皮、紫菀、半夏、炙甘草各一钱。

用法： 加生姜、大枣，水煎服。

主治： 骨蒸体瘦，潮热（即每日一定时间就发热。虚劳潮热多见于下午），自汗，咳嗽，声音嘶哑，四肢倦怠。

附方四

配方： 桂枝（去皮）、生姜（切）各三两，芍药六两，炙甘草二两，大枣（擘）十二枚，胶饴一升。

用法： 上六味，以水七升，先煮五味，取三升，去滓，内胶饴，更上微火消解，温服一升，日三服。

主治： 虚劳里急，腹中时痛，喜温喜按，按之则痛减，或心中悸动，虚烦不宁，面色无华，或手足烦热，四肢酸痛，咽干口燥。

当归

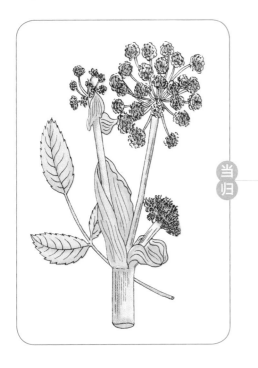

当归

别名

归尾、归身、干归。

性味归经

性温，味甘、辛。归心、肝、脾经。

功效主治

补血活血，调经止痛，润肠通便。主治月经不调，崩漏，虚寒腹痛，肠燥便难，赤痢后重，痈疽疮疡等症。

药物禁忌

热盛出血、湿盛中满及大便溏泄、月经过多、阴虚内热者忌服。

191

药材来源

当归为伞形科植物当归的干燥根。

植物概说

当归茎直立，稍带紫色，具明显纵沟纹。叶互生，叶片卵形，叶面深绿色，膜质有光泽，边缘有锯齿状或缺刻，叶柄基部扩大成鞘状。顶生复伞形花序，开白色花。双悬果，带有翼形附属物。

药·材·加·工

秋末采挖。除去泥土，晾晒至水分略微蒸发后，扎成小捆，用微火慢慢熏干。

生境分布

当归多为栽培，生长于湿润的环境中，分布于陕西、云南、四川、湖北等地。

对症良方

附方一

配方： 当归二钱，黄芪一两。

用法： 水煎服。

主治： 肌热面赤。

附方二

配方： 虎胫、干姜（春夏秋不用）各一两，牛膝、陈皮、白芍各二两，锁阳、当归各一两半，知母、黄柏、熟地各三两，龟甲四两。

用法： 共研细末，把羯羊（被阉的公羊）肉煮烂，捣和药末做丸，如梧桐子大，每服五六十丸，淡盐汤送下。

主治： 脚膝痿弱，不耐步履。

附方三

配方： 当归、川芎、白芍、地黄各等份。

用法： 上为粗末，每服三钱，以水一盏半，煎至八分，去滓，空腹时热服。

主治： 面色无华，头晕目眩，心悸失眠，妇人月经不调，量少或经闭不行，脐腹作痛。

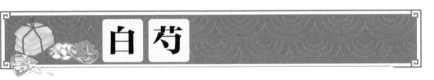

中医视频课

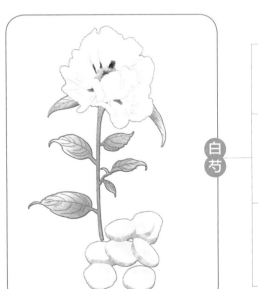

白芍

别　名

杭芍、川芍、亳芍、白芍药。

性味归经

性微寒，味苦、酸。归肝、脾经。

功效主治

柔肝止痛，平抑肝阳。主治四肢拘挛疼痛，肝阳眩晕，头痛等症。

药物禁忌

阳衰虚寒者忌服。

药材来源

白芍为毛茛科植物芍药（栽培品）的干燥根。

植物概说

芍药根肥大，圆柱形，表面黑褐色或棕黄色，茎直立，光滑无毛。叶互生，下部茎生叶，小叶片狭卵形、椭圆形或披针形，顶端尖，基部楔形，叶面无毛。开白色花，花朵大而美丽，有时有深紫色或红色斑块，数朵生于枝顶或枝端，花瓣倒卵形。果实无毛、先端钩状向外弯。

·药材加工·

夏天、秋天采挖。除去地上茎及泥土，洗净，刮去外皮后在沸水中煮，芍根发软后捞出，晒干。

生境分布

芍药多生长于山坡、草丛、林下，全国大部分地区有分布。

对症良方

附方一
配方：人参、白术、白茯苓、当归、川芎、白芍、熟地黄、炙甘草各一两。
用法：上㕮咀，每服三钱，水一盏半，加生姜五片，大枣一枚，煎至七分，去滓，不拘时候，通口服。
主治：面色苍白或萎黄，心悸怔忡，四肢倦怠，饮食减少。
附方二
配方：黄芪、人参各五钱，葛根、蔓荆子各三钱，白芍、黄柏各二钱，升麻一钱半，炙甘草一钱。
用法：研成粗末，在临睡和清晨各用四钱药末煎服一次。
主治：目生内障，视物昏花，耳鸣耳聋。
附方三
配方：人参、麦冬各三分，桂枝五分，黄芪、当归、麻黄、炙甘草、白芍各一钱，五味子五粒。
用法：水煎温服。
主治：恶寒发热，形体消瘦，无汗，心烦，面色苍白或吐血。

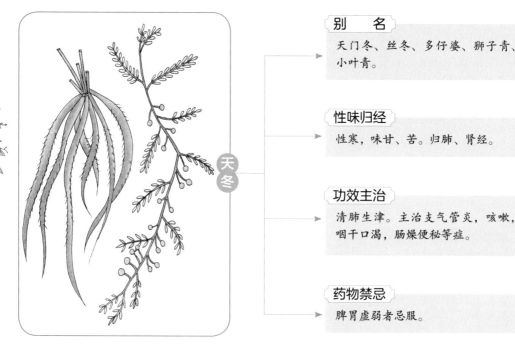

天冬

别名

天门冬、丝冬、多仔婆、狮子青、小叶青。

性味归经

性寒，味甘、苦。归肺、肾经。

功效主治

清肺生津。主治支气管炎，咳嗽，咽干口渴，肠燥便秘等症。

药物禁忌

脾胃虚弱者忌服。

药材来源

天冬为百合科天门冬属植物天门冬的块根。

植物概说

天门冬是一种攀缘植物。茎长而平滑，常弯曲或扭曲，分枝较多，下部有刺。叶退化为细小的鳞片状或刺状。花小，腋生。浆果熟时变为红色，内含 1 颗种子。

药材加工

深秋采块根。水煮至皮裂，剥去外衣，晒干。

生境分布

天门冬生长于阴湿的山野林边、山坡草丛或丘陵地带灌木丛中，分布于华南、西南、华中及河南、山东等地。

附方一

配方： 怀牛膝、生代赭石（打碎先煎）各一两，生龙骨、生牡蛎、生龟甲各五钱（均打碎先煎），生白芍、玄参、天冬各五钱，川楝子、生麦芽、茵陈各二钱，生甘草一钱半。

用法： 水煎服。

主治： 头目眩晕，脑热作疼，目胀耳鸣，心中烦热，肢体不利，口眼歪斜，眩晕颠仆，半身不遂。

附方二

配方： 黄芪、鳖甲、天冬各五钱，地骨皮、秦艽、茯苓、柴胡各三钱，紫菀、半夏、知母、生地、白芍、桑白皮、炙甘草各三钱半，人参、桔梗、肉桂各一钱半。

用法： 每次用一两，加生姜煎服。

主治： 五心（即心窝、两手心与两足心）烦热，四肢无力，咳嗽咽干，骨蒸，自汗或盗汗（睡着了就出汗，一醒来汗就止），饮食减少，日晡（下午四五点钟）发潮热。

附方三

配方： 柏子仁、酸枣仁（炒）、天冬、麦冬、当归、五味子各一两，生地四两，人参、玄参、丹参、桔梗、远志、茯苓各五钱。

用法： 共研细末，蜜和为丸，弹子大（每丸重三钱），朱砂为衣，临卧用灯芯汤送下一丸。

主治： 怔忡健忘，心悸失眠，大便不利，心烦不寐，口舌生疮。

附方四

配方： 生地黄四两，酒当归、五味、去心麦冬、天冬、柏子仁、炒酸枣仁各一两，人参、茯苓、玄参、丹参、桔梗、远志各五钱。

用法： 上为末，炼蜜为丸，如梧桐子大，用朱砂为衣，每服二三十丸，临卧，竹叶煎汤送下。

主治： 心悸怔忡，失眠健忘，梦遗，手足心热，舌红生疮。

附方五

配方： 干地黄五钱，人参三钱，天冬二钱。

用法： 水五杯，浓煎两杯，分二次温服。

主治： 暑邪久热，寝不安，食不甘，神志不清。

中医视频课

麦冬

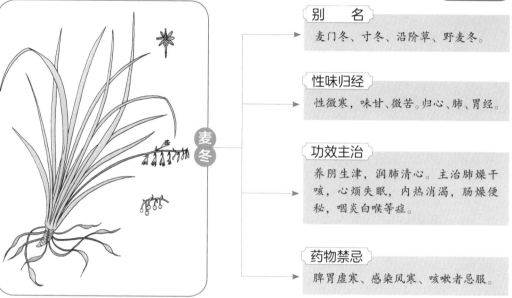

麦冬

别名

麦门冬、寸冬、沿阶草、野麦冬。

性味归经

性微寒，味甘、微苦。归心、肺、胃经。

功效主治

养阴生津，润肺清心。主治肺燥干咳，心烦失眠，内热消渴，肠燥便秘，咽炎白喉等症。

药物禁忌

脾胃虚寒、感染风寒、咳嗽者忌服。

药材来源

麦冬为百合科麦冬或沿阶草的块根。

植物概说

麦冬为多年生草本植物。其根近末端处长有小块根，为淡黄褐色。茎非常短，叶基生成丛，为禾叶状，与韭菜叶有些类似，边缘长有细小的锯齿。花葶较长，通常比叶片短。种子为近球形或椭圆形。

·药·材·加·工·

夏天采挖。切取带须的块根，晒至全干，除去须根。

生境分布

麦冬原产于中国，主要生长于山坡草丛阴湿处、林下或溪旁，在我国的广东、广西、福建、浙江、江苏、江西、湖南、湖北、四川、云南、贵州、安徽、河南、陕西等地均有栽培。

对症良方

附方一

配方：麦冬（去心）三两，乌梅肉二十个。

用法：锉细，加水一升，煮成七合，细细饮下。

主治：下痢口渴。

附方二

配方：人参、麦冬各五分，五味子七粒。

用法：长流水煎，不拘时服。

主治：干咳少痰，短气自汗，口干舌燥，汗多神疲，气短懒言，咽干口渴。

附方三

配方：北沙参、麦冬、当归各三钱，生地黄六钱至一两五钱，枸杞子三钱至六钱，川楝子一钱半。（原书未著用量，据《方剂学》补）

用法：水煎服。

主治：吞酸口苦，咽干口燥，舌红少津，胸脘疼痛。此外，还可治疗疝气瘕聚。

山茱萸

中医视频课

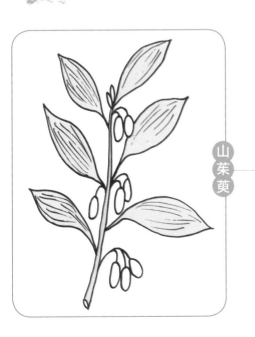

山茱萸

别　名

萸肉、肉枣、枣皮、药枣、山萸肉。

性味归经

性微温，味酸。归肝、肾经。

功效主治

补益肝肾，涩精固脱。主治眩晕耳鸣，腰膝酸痛，阳痿遗精，遗尿，尿频，大汗虚脱，内热消渴等症。

药物禁忌

阴虚火旺者忌服。

药材来源

山茱萸为山茱萸科植物山茱萸的干燥成熟果肉。

植物概说

山茱萸是落叶灌木或小乔木，树皮淡褐色，呈片状剥落。老枝黑褐色，嫩枝绿色。叶对生，单叶；叶片卵形、椭圆形或长椭圆形，先端尖，基部楔形或圆形，边缘全缘，叶面近无毛或疏生平贴柔毛，叶背有毛，脉腋有黄褐色茸毛。花黄色，先叶开放。核果椭圆形，成熟时红色。

药材加工

秋末冬初果实成熟时采收。除去果柄和枝梗，用文火烘焙后取出果肉，晒干。

生境分布

山茱萸多生长于海拔较高的稀疏林地边缘或林中，我国浙江、安徽等地分布广泛。

对症良方

附方一

配方： 山茱萸、怀山药、茯苓、熟地黄、杜仲、牛膝、肉苁蓉、楮实、小茴香、巴戟天、枸杞、远志、石菖蒲、五味子各二两，红枣一百枚。

用法： 红枣加姜煮熟，去皮核用肉，炼蜜和丸如梧桐子大，每日服二次，每服三钱，淡盐汤送下。

主治： 身体瘦弱，腰膝酸软，神疲无力，饮食无味，健忘怔忡，或遗精白浊，阳痿早泄。

附方二

配方： 干地黄八两，山茱萸、山药各四两，牡丹皮、茯苓、泽泻各三两，附子、桂枝各一两。

用法： 共研细末，和蜜做丸，如梧桐子大，每服十五丸，加至二十五丸，酒送下，每日二次。

主治： 腰痛脚弱，下半身常有冷感，小腹拘急，小便不利，或小便反多，以及阳痿精冷，脐腹疼痛。

附方三

配方： 熟地黄八钱，山茱萸、干山药各四钱，泽泻、牡丹皮、茯苓各三钱。

用法： 上为末，炼蜜为丸，如梧桐子大。空心温水化下三丸。

主治： 腰膝酸软，头晕目眩，耳鸣耳聋，盗汗，遗精。

菟丝子

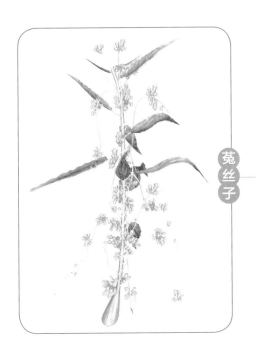

菟丝子

别　名

缠豆藤、盘死豆、兔儿须、无根草。

性味归经

性平，味辛、甘。归肝、脾、肾经。

功效主治

滋补肝肾，固精缩尿，明目，安胎，止泻。主治肾虚精亏，阳痿遗精，宫冷不孕等症。

药物禁忌

阴虚火旺、阳强不痿、大便燥结者忌服。

药材来源

菟丝子为旋花科植物菟丝子的种子。

植物概说

菟丝子为一年生寄生草本，整体为细藤状，全株无毛。由于菟丝子体内的细胞中几乎没有叶绿体，无法制造营养物质，因而只能靠汲取其他植物的营养生存。它们常寄生于豆科等类的植物上。

·药·材·加·工·

秋天果实成熟时采收。采集整株植株，晒干，取出种子，除去杂质。

生境分布

菟丝子常生长于田边、荒地及灌丛中，分布于山东、河北、山西、陕西、江苏、黑龙江、吉林等地。

对症良方

附方一

配方： 何首乌（大者）赤白各一斤，菟丝子、牛膝、当归、枸杞子、茯苓各半斤，补骨脂四两。

用法： 共研细末，蜜和做丸，如梧桐子大，每服三钱，用淡盐汤或酒送下。

主治： 消渴，小便淋漓，遗精，崩带，以及羸弱，身体痿痹。

附方二

配方： 鹿角胶、鹿角霜、柏子仁、菟丝子、熟地黄各半斤，白茯苓、补骨脂各四两。

用法： 用酒将鹿角胶溶化，其余六味研成细末，和药做丸，如梧桐子大，每服五十九，空心姜盐汤下。

主治： 阳痿早泄，腰膝疼痛，体倦心烦，时常畏寒。

附方三

配方： 大怀熟地黄八两，炒山药、枸杞子、山茱萸、鹿角胶（敲碎炒珠）、龟甲胶（切碎炒珠）、菟丝子（制）各四两，川牛膝（酒洗蒸熟）三两。

用法： 上八味，先将熟地黄蒸烂，杵膏，炼蜜为丸，如梧桐子大。每服百余丸，食前用滚汤或淡盐汤送下。

主治： 头晕目眩，腰酸腿软，口燥舌干，自汗盗汗，遗精滑泄。

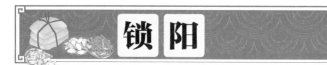

锁阳

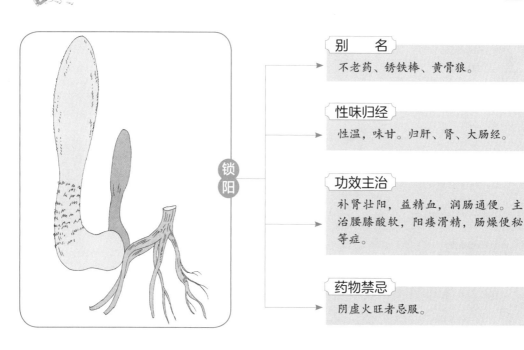

别　名

不老药、锈铁棒、黄骨狼。

性味归经

性温，味甘。归肝、肾、大肠经。

功效主治

补肾壮阳，益精血，润肠通便。主治腰膝酸软，阳痿滑精，肠燥便秘等症。

药物禁忌

阴虚火旺者忌服。

药材来源

锁阳为锁阳科植物锁阳的干燥肉质茎。

植物概说

锁阳茎肉质肥厚，圆柱形，暗褐色或棕褐色，下部埋藏于土中。叶鳞片状、卵圆形、三角形或三角状卵形，先端尖，密集于茎基部，覆瓦状排列；上部排列稍疏松，螺旋状排列。花很小，暗紫色或紫红色。果实小，球形，有硬壳状果皮。

药材加工

春、秋两季采挖。除去花序，洗净，切成薄片或段，晒干。

生境分布

锁阳多生长于干燥多沙地带，多寄生于红柳和白刺的根上，分布于新疆、青海、宁夏、甘肃、内蒙古、陕西等地。

对症良方

附方一

配方：酒炒黄柏半斤，酒炙龟甲四两，酒炒知母、熟地黄、陈皮、白芍各二两，锁阳一两半，炙虎骨一两，干姜半两。

用法：上药为末，酒糊丸或粥糊丸，每服一丸，日二服，空腹淡盐汤或开水送下。

主治：筋骨痿弱，腰膝酸软，腿足消瘦，步履乏力，舌红少苔，脉细弱等。

附方二

配方：紫河车一具，牛膝、淡苁蓉、天门冬、黄柏、五味子、锁阳、当归各七钱，熟地黄二两，生地黄、枸杞子各一两五钱，杜仲一两。

用法：共研细末，做丸如梧桐子大，每服三钱，温开水送下。

主治：精血衰少，虚损劳伤。

附方三

配方：锁阳、苁蓉各等份。

用法：二药加水煎取浓汁，加约等量的炼蜜，混匀，一同煎沸，收膏。每次吃1～2匙。

主治：肾阳虚，精血不足，阳痿腰酸，或肠燥便秘。

续断

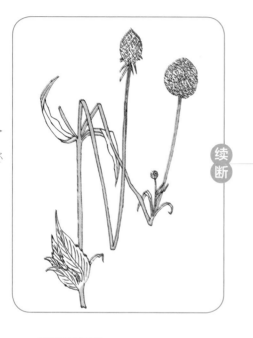

续断

药材来源

续断为川续断科植物川续断的干燥根。

植物概说

川续断为多年生草本植物，根圆柱形，表面黄褐色。茎直立，中空，棱上疏生下弯粗短硬刺和细柔毛。基生叶丛生，叶片琴状羽裂，顶端裂片大，卵形，叶面密生白色刺毛或乳头状刺毛，叶背沿叶脉密生刺毛。花白色或淡黄色。果实倒卵柱状，包藏在小总苞内。

·药·材·加·工·

秋天采挖，除去须根，用微火烘至半干，堆置"发汗"至内部变绿色时再烘干。

生境分布

川续断耐寒，忌高温，喜欢较凉爽湿润的生长环境，在土层深厚、肥沃、疏松的土壤中长势良好，主要分布于云南、四川、贵州等地。

附方一

配方：龙骨、赤石脂各六分，乌贼鱼骨、牡蛎粉、肉苁蓉各五两，鳖甲（炙）、芍药、续断各八分。

用法：上药捣散，饮服方寸匕，日三服，渐加之。

主治：崩中去血。

附方二

配方：禹余粮、当归、芎䓖各一两半，赤石脂、白石脂、阿胶、龙骨、石苇各一两六钱，乌贼骨、黄柏、白蔹、黄芩、续断、桑耳、牡蛎各一两。

用法：上药为末，蜜和丸梧子大，空腹饮下十五丸，日再，加至三十九为度。

主治：赤白带下。

附方三

配方：乌喙、莽草、石南星、续断、皂荚（去皮熬子）、泽兰、白术各二两，辛夷仁一两，柏叶半升，猪脂三升。

用法：上十味，以苦酒渍一宿，以脂煎于东向灶釜中，以苇薪煎之，先致三堆土，每三沸即下致一堆土，候沸定，却上，至三沸。又置土堆上，三毕成膏讫，去滓置铜器中，数北向屋溜从西端至第七溜下埋之，三十日药成。小儿当刮头，日三涂；大人数沐，沐已涂之。

主治：头发脱落。

巴戟天

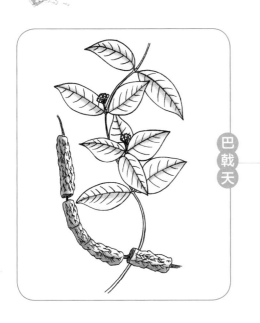

别　　名

鸡肠风、鸡眼藤、黑藤钻、兔仔肠、三角藤、糠藤。

性味归经

性微温，味辛、甘。归肝、肾经。

功效主治

补肾阳，强筋骨，祛风湿。主治肾虚阳痿，宫冷不孕，小便频数，风湿痹痛兼腰膝酸痛等症。

药物禁忌

阴虚火旺者忌服。

药材来源

巴戟天为双子叶植物茜草科巴戟天的干燥根。

植物概说

巴戟天为缠绕藤本植物，叶对生，长圆形，背脉及叶柄生有短粗毛。花生于小枝端或排成伞形花序，花梗被毛及萼管，半球形，先端不规则齿裂；花冠白色，喉部收缩；雄蕊花丝短；子房下位，花柱细短，二深裂。聚花果常单个，近似球形，每室一粒种子。

· 药 材 加 工 ·

秋、冬季可采挖，除去须根，洗净，略晒至六七成干，轻轻压扁，晒干。置通风干燥处，防霉防蛀。用时润透或蒸过，除去木质心，切片或盐水炒用。

生境分布

巴戟天生长于山地疏、密林下和灌丛中，常攀于灌木或树干上。亦有栽培，主要分布于我国福建、广东、海南、广西等地。

对症良方

附方一

配方： 熟地黄一两，白术五钱，山茱萸四钱，人参、枸杞子各三钱，肉桂、茯神各二钱，远志、巴戟天、肉苁蓉、杜仲各一钱。

用法： 水煎服，一剂起，二剂强，三剂妙。

主治： 阴痿。

附方二

配方： 紫芝一两半，山芋（焙）、巴戟天（去心）、天雄（炮，去皮）、白茯苓（去皮）、柏子仁（炒）、枳实（去瓤，麸炒）各三钱五分，生地黄（焙）、半夏（制，炒）、五味子（炒）、麦门冬（去心，焙）、附子（炒，去皮）、牡丹皮、人参各七钱五分，远志（去心）、蓼实各二钱五分，瓜子仁（炒）、泽泻各五钱。

用法： 上药为末，炼蜜丸如梧桐子大。每服十五丸，渐增至三十九，温酒服下，每日三服。

主治： 虚劳气短，手足逆冷，胸胁苦伤。或有时烦躁口干，腹内疼痛，不思饮食。

桑寄生

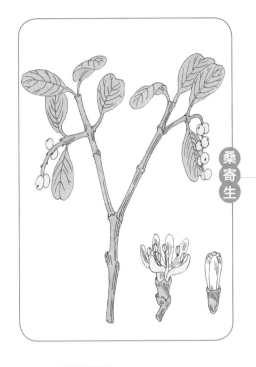

桑寄生

别　名

寄屑、桑上寄生、寓木、宛童。

性味归经

性平，味苦。归肝、肾经。

功效主治

祛除风湿，补肝肾，强筋骨，养血安胎。主治风湿痹痛，腰膝酸软，脚膝痿弱无力，胎漏下血，胎动不安等症。

药物禁忌

心脏病患者忌服。

药材来源

桑寄生为桑寄生科植物桑寄生的干燥带叶茎枝。

植物概说

桑寄生老枝无毛，有多数细小的突点，嫩枝略有暗灰色短毛。叶互生或近对生，单叶，叶片卵形或长圆状卵形，嫩叶有极短锈色毛，老叶无毛。花红褐色，果实椭圆形，表面有小瘤体，摸之有粗糙感。

·药·材·加·工·

冬天、春天采割，去除粗茎，切段干燥。除去杂质，略洗，润透，切成厚片，晒干。

生境分布

桑寄生多生长于桑树、木棉、龙眼、桃树、阳桃、李树、油茶、荔枝等植物上，分布于广西、广东、云南、福建等地。

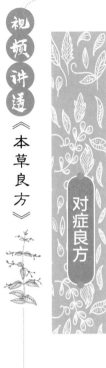

对症良方

附方一

配方： 桑寄生、五加皮、杜仲各等份。

用法： 用约十倍的白酒浸泡。每次饮 1 ~ 2 小杯。

主治： 久患风湿，肝肾虚损，腰膝酸软、疼痛。

附方二

配方： 桑寄生一两半，阿胶（炒）、艾叶各半两。

用法： 水一盏半，煎至一盏，去渣，温服。或去艾叶。

主治： 胎动腹痛。

附方三

配方： 桑寄生二两，防风、大芎各二钱半，炙甘草三铢。

用法： 为末。每服二钱，水一盏，煎八分，和滓服。

主治： 毒痢脓血。

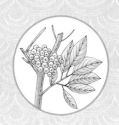

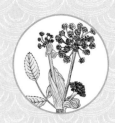

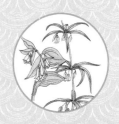

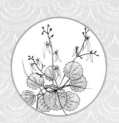

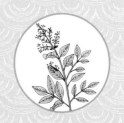

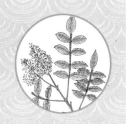

活血良药

以消散瘀血、疏通血脉、促进血行为主要作用的药物，主要分为活血化瘀药和破血消症药。

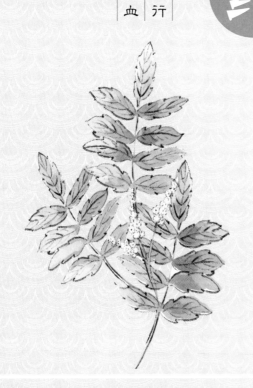

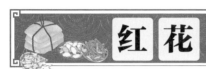

红花

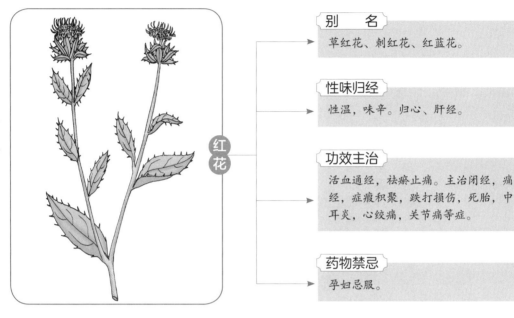

别　名

草红花、刺红花、红蓝花。

性味归经

性温，味辛。归心、肝经。

功效主治

活血通经，祛瘀止痛。主治闭经，痛经，症瘕积聚，跌打损伤，死胎，中耳炎，心绞痛，关节痛等症。

药物禁忌

孕妇忌服。

药材来源

红花为菊科植物红花的干燥花。

植物概说

红花茎直立，基部木质化，上部多分枝。叶互生，质硬，近于无柄而抱茎，卵形或卵状披针形，基部渐狭，先端尖锐，边缘具刺齿；上部叶逐渐变小，成苞片状，围绕头状花序。瘦果椭圆形或倒卵形，基部稍歪斜，白色。

·药·材·加·工·

夏天花色鲜红时采收。除去杂质，摘除茎叶、蒂头，筛去灰屑。

生境分布

红花多为栽培，生长于温暖、干燥的环境中，分布于东北及四川、河南、云南、浙江等地。

对症良方

附方一

配方：川麻一分，木香二分，红花三分，甘草四分。

用法：均生用，研末，黄酒送下。

主治：跌打及墙壁压伤。

附方二

配方：桃仁四钱，当归、红花、生地、牛膝各三钱，枳壳、赤芍各二钱，川芎、桔梗各一钱半，柴胡、甘草各一钱。

用法：水煎服。

主治：头痛，胸痛，心热烦躁，失眠多梦，心慌心跳，呃逆干呕，傍晚发热。

附方三

配方：黄芪四两，当归尾二钱，赤芍一钱半，地龙、川芎、桃仁、红花各一钱。

用法：水煎服。

主治：半身不遂，口眼歪邪，口角流涎，语言不利，大便干燥，小便频数，遗尿不禁。

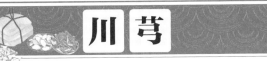

川芎

中医视频课

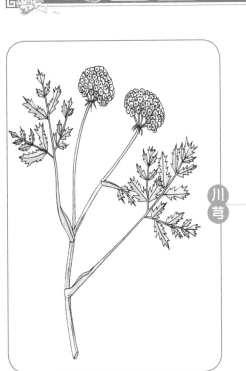

川芎

别名

川芎、山鞠穷、香果、雀脑芎、京芎、贯芎、生川军。

性味归经

性温，味辛。归胆、肝、心包经。

功效主治

活血行气，祛风止痛。主治风冷头痛，眩晕，疮疥，中风半身不遂，胁痛腹疼，寒痹痉挛，经闭，产后瘀阻腹痛等症。

药物禁忌

气血亏虚者、阴虚火旺者忌服。

药材来源

川芎为伞形科植物川芎的干燥根茎。

植物概说

川芎为多年生草本植物，根茎发达，形成不规则的结节状拳形团块，黄棕色，有浓烈香气。茎直立，圆柱形，中空，表面有纵沟纹，下部茎节膨大成盘状。叶互生，茎下部叶三至四回三出式羽状全裂，末回裂片线状披针形或长卵形，先端尖，两面无毛或仅叶脉有短柔毛；叶柄基部扩大成鞘。花排成复伞形花序生于枝顶或枝侧，白色。幼果椭圆形，扁平。

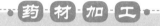

药材加工

夏天当茎上的节盘显著突出并略带紫色时采挖，除去泥土，晒后烘干，再去须根。

生境分布

川芎适于生长在气候温和、雨量充沛、日照充足而又较湿润的环境里。川芎在我国云南、贵州、广西、湖北、江西、浙江、江苏、陕西、甘肃、内蒙古、河北等地区均有分布，其中四川产的质量较好。

对症良方

附方一

配方： 麻黄、桂枝、川芎、人参、芍药、杏仁、黄芩、防己、甘草各一两，附子一枚，防风一两半，生姜五两。

用法： 水煎，分三次服。

主治： 肢体痹痛，口眼歪斜，语言困难，神气溃乱，头目眩重。

附方二

配方： 川芎、细辛、白芷、甘草、藁本各四两。

用法： 为末，入煅后的石膏末一斤，水和为丸，每一两做八丸。每服一丸，食后薄荷茶嚼下。

主治： 偏正头风，伤寒及头风，遍身疮癣，手足顽麻。

附方三

配方： 荆芥、羌活、炙甘草、防风、川芎、人参、茯苓、僵蚕、蝉蜕、藿香各二两，厚朴、陈皮各半两。

用法： 研细末，每次服三钱，用茶水调下，或者用酒调下。

主治： 头痛目昏，项背拘急，鼻塞多喷嚏，皮肤顽麻或发瘟痒隐疹。

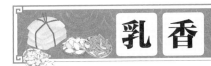

乳 香

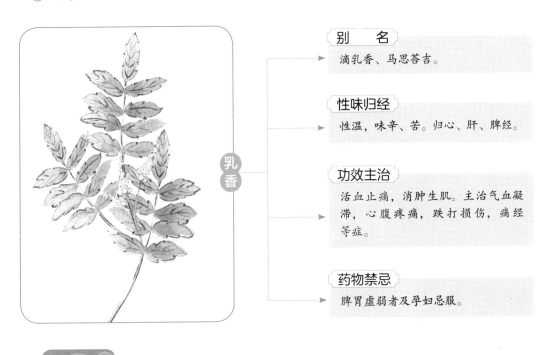

别　名

滴乳香、马思荅吉。

性味归经

性温，味辛、苦。归心、肝、脾经。

功效主治

活血止痛，消肿生肌。主治气血凝滞，心腹疼痛，跌打损伤，痛经等症。

药物禁忌

脾胃虚弱者及孕妇忌服。

药材来源

乳香为橄榄科植物，树干皮部伤口渗出的油胶树脂可入药。

植物概说

乳香树干粗壮，树皮光滑，淡棕黄色，纸状，粗枝的树皮鳞片状，逐渐剥落。叶互生，密集或于上部疏生，单数羽状复叶，叶柄被白毛；对生，无柄，基部者最小，向上渐大，小叶片长卵形，先端钝，基部圆形、近心形或截形，边缘有不规则的圆齿裂，或近全缘，两面均被白毛，或上面无毛。总状花序，淡黄色。核果倒卵形，有三棱，钝头，果皮肉质，肥厚。

·药·材·加·工·

春天、夏天均可采收，在树干皮部由下向上切伤，开一狭沟，令树脂渗出流入沟中，固化后采取。炮制时去除杂质，捣碎，也可炒制、煮制等。

生境分布

乳香树多生长于温暖、阳光充足的环境下，在我国大部分地区均有栽培，主要分布于河南、四川、新疆、河北、山东、安徽、江苏等地。

对症良方

附方一

配方： 川乌（炮）、草乌（炮）、胆星各六两，地龙、乳香、没药各三两三钱。

用法： 研极细末，酒煮面糊为丸，如梧桐子大，每服二十九，冷酒送下。

主治： 半身不遂，手足麻木，腰腿沉重，筋肉挛急，风湿疼痛。

附方二

配方： 血竭一两，儿茶二钱四分，红花、净乳香、明没药各一钱五分，朱砂一钱二分，真麝香、梅花冰片各一分二厘。

用法： 上为极细末，瓷瓶收贮，黄蜡封口，贮久更妙。治外伤，先以药七厘，烧酒冲服；复用药，以烧酒调敷伤处。如金刃伤重，或食嗓割断，不须鸡皮包扎，急用此药干掺，可止血定痛。

主治： 跌打损伤，筋断骨折之瘀血肿痛，无名肿毒，烧伤烫伤，血瘀疼痛，外伤出血。

附方三

配方： 当归、丹参、生乳香、生没药各五钱。

用法： 上四味煮汤服。若为散剂，一剂分四次服，温酒送下。

主治： 气血凝滞，腿痛臂痛，心腹疼痛，跌打瘀肿，内外疮疡。

212

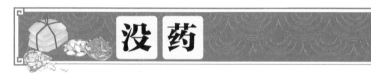

中医视频课

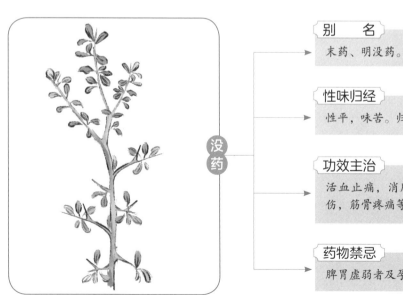

没药

别名

末药、明没药。

性味归经

性平，味苦。归心、肝、脾经。

功效主治

活血止痛，消肿生肌。主治跌打损伤，筋骨疼痛等症。

药物禁忌

脾胃虚弱者及孕妇忌服。

药材来源

没药为橄榄科植物没药树及同属植物的树干皮部渗出的油胶树脂。

植物概说

没药树的树干粗大，具多数不规则尖刻状的粗枝；树皮薄，光滑，小片状剥落，淡橙棕色，后变灰色。叶散生或丛生，单叶或三出复叶；小叶倒长卵形或倒披针形，全缘或末端稍具锯齿。花小，丛生于短枝上；萼杯状，上具4钝齿。花冠白色，长圆形或线状长圆形，直立。核果卵形，尖头，光滑，棕色，外果皮革质或肉质。种子1～3颗，但仅1颗成熟，其余均萎缩。

药·材·加·工

11月至次年2月采收。除去杂质，打成碎块。炒没药：将净没药置于锅内，用微火炒至冒烟，表面有油亮光泽时，取出放凉。

生境分布

没药树多生长于干燥的环境中，主要分布于热带非洲和亚洲西部，如埃塞俄比亚、索马里、阿拉伯半岛南部等地。

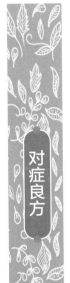

对症良方

附方一

配方： 当归、蒲黄各三钱，五灵脂（炒）、没药、川芎、赤芍各二钱，官桂、延胡索各一钱，小茴香（炒）七粒，干姜（炒）二分。

用法： 水煎服。

主治： 月经不调，小腹凉，四肢不温，痛经。

附方二

配方： 当归、桃仁、红花、牛膝各三钱，甘草、川芎、没药、地龙、五灵脂（炒）各二钱，香附、秦艽、羌活各一钱。

用法： 水煎服。

主治： 瘀血痹阻经络所致的肢体痹痛，或周身疼痛，日久不愈。

附方三

配方： 乳香、没药各一两，麝香一钱半，雄黄五钱。

用法： 各研细末和匀，捣和为丸，如菜菔子大，晒干，不可用火烘。每服三钱，热陈酒送下，以微醉为止，睡卧取汗，酒醒痛消。孕妇忌服。

主治： 痈疽坚硬且疼痛无比，但未成脓。

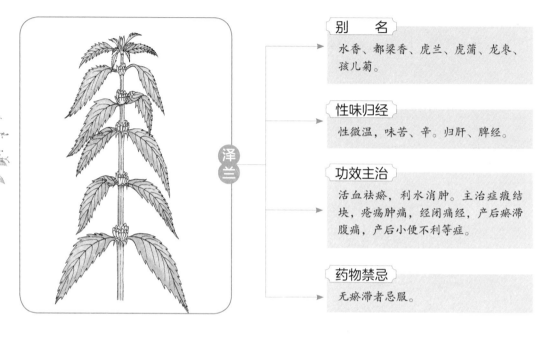

泽兰

别 名

水香、都梁香、虎兰、虎蒲、龙枣、孩儿菊。

性味归经

性微温，味苦、辛。归肝、脾经。

功效主治

活血祛瘀，利水消肿。主治症瘕结块，疮痈肿痛，经闭痛经，产后瘀滞腹痛，产后小便不利等症。

药物禁忌

无瘀滞者忌服。

药材来源

泽兰为唇形科植物地笋、毛叶地笋的干燥地上部分。

植物概说

地笋茎呈方柱形，不分枝，多节。表面黄绿色或带紫色，节处紫色明显，有白色茸毛；质脆，断面黄白色，髓部中空。叶对生，有短柄；叶片多皱缩，展平后呈披针形或长圆形；上表面黑绿色，下表面灰绿色；先端尖，边缘有锯齿。花簇生于叶腋成轮状，花冠大多脱落。小坚果扁平，倒卵状三棱形。

·药·材·加·工·

夏天、秋天茎叶茂盛时采收。切除残根，除去杂质，洗净，润透，切段，晒干。

生境分布

地笋生长于湖泊岸边，主要分布于华北、东北、西南等地。

对症良方

附方一

配方：泽兰、防己各等份。

用法：上药为末。每服二钱，醋汤下。

主治：产后水肿，血虚浮肿。

附方二

配方：泽兰八分，当归、生地黄各三分，芍药、生姜各十分，甘草(炙)六分，大枣十四枚。

用法：上七味以水九升，煮取三升，分三取。欲死涂身，得瘥。

主治：产后恶露不绝。

附方三

配方：赤芍、半夏（制）、泽兰叶、橘皮（去白）、人参各二钱，甘草（炙）一钱，生姜（焙）五分。

用法：水煎服。

主治：产后呕吐。

郁 金

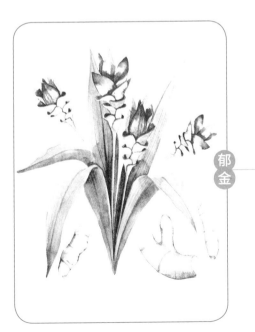

郁金

别 名

马蒁。

性味归经

性寒，味辛、苦。归心、肝、胆经。

功效主治

行气活血，清心解郁，凉血止血，肝胆退黄。主治冠心病，心绞痛，气郁胸腹胀痛等症。

药物禁忌

不宜与丁香、母丁香同服。

药材来源

郁金为姜科植物温郁金、姜黄、广西莪术或莪术的干燥块根。

植物概说

温郁金的块根呈纺锤状，断面白色。根茎肥厚。叶片宽椭圆形，无毛，先端渐尖或短尾状渐尖，基部楔形，下延至叶柄。穗状花序圆柱状，蔷薇红色，腋内无花；花冠白色，膜质，长椭圆形，先端略成兜状，近顶端处具粗糙毛；侧生退化雄蕊花瓣状，黄色；唇瓣倒卵形，外折，黄色，子房下位，密被长柔毛，花柱细长。

药材加工

茎叶枯萎时割去叶苗，挖出块根，蒸或煮后晒干。炮制时洗净，润透，切成薄片，晒干。

生境分布

温郁金多为栽培，生长于林下，分布于四川、浙江、广西、广东、福建、云南、江西等地。

对症良方

附方一

配方：郁金、附子、干姜各等份。

用法：上药为末。醋糊丸如梧子大，朱砂为衣。每服三十九，男酒女醋下。

主治：厥心气痛，不可忍。

附方二

配方：白芍五钱，当归二钱，柴胡一钱，甘草(炙)八分，全蝎三个，白术、白芥子、茯苓、郁金、香附、天葵草各三钱。

用法：水煎服，连服十剂，自愈。

主治：肝胆郁结之瘰疬。

附方三

配方：郁金末一两，葱白一握，水一盏。

用法：煎至三合，温服，日三服。

主治：尿血不定。

王不留行

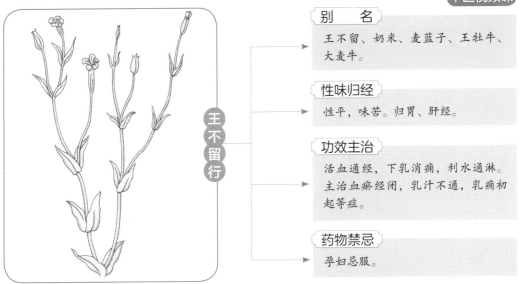

别　名

王不留、奶米、麦蓝子、王牡牛、大麦牛。

性味归经

性平，味苦。归胃、肝经。

功效主治

活血通经，下乳消痈，利水通淋。主治血瘀经闭，乳汁不通，乳痈初起等症。

药物禁忌

孕妇忌服。

217

药材来源

王不留行为双子叶植物麦蓝菜的干燥成熟种子。

植物概说

麦蓝菜茎直立，圆柱形，节处略膨大，上部呈二叉状分枝。叶对生，无柄，卵状披针形或线状披针形，先端渐尖，基部圆形或近心脏形，全缘。顶端聚伞花序疏生。蒴果广卵形，包在萼筒内。种子呈球形，表面黑色，少数红棕色，略有光泽，有细密颗粒状突起，另有一浅色圆点状种脐及一浅沟。质坚硬。胚乳白色。无臭，味微涩苦。

药材加工

夏天果实成熟，果皮尚未裂开时，割取全株，晒干，使果实自然开裂，然后打下种子，除去杂质，再晒至足干，置干燥处，以备生用或炒用。

生境分布

麦蓝菜生长于山地、路旁及田间，除华南外，全国各地均有分布。

附方一

配方： 王不留行、东南桃枝、东引茱萸根皮各五两，蛇床子、牡荆子、苦竹叶、蒺藜子各三升，大麻子一升。

用法： 上药以水二斗半，煮取一斗，频频洗之。

主治： 痈疽妒乳，月蚀白秃及面上久疮，去虫止痛。

附方二

配方： 王不留行。

用法： 上药为末，熟水调服方寸匕，兼以根敷，即出。

主治： 竹木针刺，在肉中不出，疼痛。

附方三

配方： 沉香、石苇（去毛）、滑石、王不留行、当归各五钱，冬葵子、白芍各七钱五分，橘皮、甘草各二钱五分。

用法： 上药为散，每服二钱，煎大麦汤下。

主治： 小腹满，气癃，小便涩而有余沥。

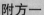

益母草

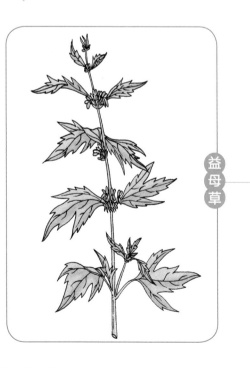

益母草

别名

苦低草、野天麻、貔貅母草。

性味归经

性微寒，味辛、苦。归心包、肝、膀胱经。

功效主治

活血调经，利尿消肿，清热解毒。主治血滞经闭，痛经，月经不调，产后恶露不下，跌打损伤，水肿，小便不利，痈肿疮疡等症。

药物禁忌

孕妇忌服。

药材来源

益母草为唇形科植物益母草的新鲜或干燥地上部分。

植物概说

益母草茎直立，四棱形，有细毛。叶对生，有柄，叶片近圆形，最上部叶狭长不分裂。花簇生于叶腋，层层排列，淡红色或紫红色。小坚果褐色，三棱形（茺蔚子）。

> **·药·材·加·工·**
>
> 每株开花 2/3 时齐地割下，摊放晒干后打成捆。去除杂质，切掉残根，洗净、润透后切段，晒干待用。

生境分布

益母草多为栽培，生长于田埂、溪边或山野、荒地，分布于我国各地。

对症良方

附方一
配方：鲜益母草。
用法：上药捣汁七大合，煎减半，顿服立止。无新者，以干者一大握，水七合，煎服。
主治：女人难产。

附方二
配方：益母草。
用法：捣汁，服一升，立瘥。
主治：小便尿血。

附方三
配方：益母草、乌豆、红糖、老酒各一两。
用法：炖服，连服一周。
主治：闭经。

附方四
配方：益母草九钱，当归三钱。
用法：水煎，去渣，一日三回分服。
主治：妇人分娩后服之，助子宫之整复。

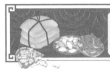

刘寄奴

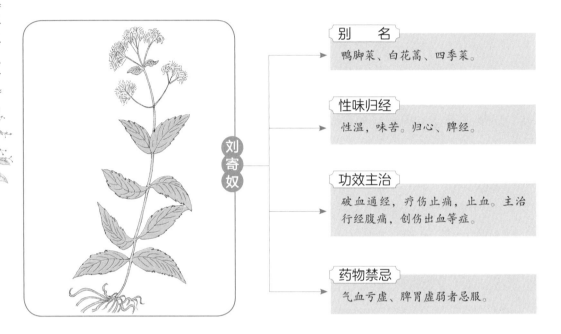

刘寄奴

别　名

鸭脚菜、白花蒿、四季菜。

性味归经

性温，味苦。归心、脾经。

功效主治

破血通经，疗伤止痛，止血。主治行经腹痛，创伤出血等症。

药物禁忌

气血亏虚、脾胃虚弱者忌服。

药材来源

刘寄奴为菊科植物奇蒿的带花全草。

植物概说

　　奇蒿茎直立，嫩时有稀疏柔毛，后脱落无毛。叶互生，基生叶，叶片羽状分裂，裂片卵形、长卵形或椭圆形，边缘有锯齿，两面均无毛；茎生叶，叶片通常掌状3深裂。花白色，组成头状花序长圆形，无梗，基部无小苞片，排成圆锥花序式生于枝顶，或在分枝上排成复穗状花序；总苞片半膜质或膜质，背面无毛，管状。果实倒卵形，细小，顶端无冠毛，揉碎有香气。

> **·药材加工·**
>
> 秋天花开时采收，连根拔起鲜用或打捆晒干。除去杂质，去根，洗净，稍浸，切段，晒干。

生境分布

　　奇蒿多生长于山坡及树林下，分布于江西、江苏、湖南、浙江、云南、湖北、贵州、福建、四川等地。

对症良方

附方一

配方： 刘寄奴。

用法： 为末，茶调空心服二钱。

主治： 大小便血。

附方二

配方： 刘寄奴、乌梅、白姜各等份。

用法： 水煎服。赤加梅，白加姜。

主治： 赤白下痢，阴阳交带。

附方三

配方： 刘寄奴穗。

用法： 为末，酒服三钱。

主治： 血气胀满。

积雪草

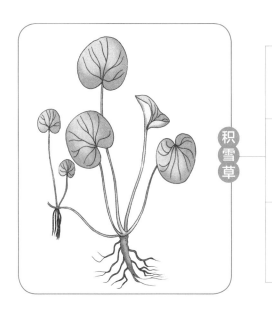

积雪草

别名

胡薄荷、地钱草、连钱草。

性味归经

性寒，味苦、辛。归肝、脾、肾经。

功效主治

活血消肿止痛，清热利湿，解毒。主治腹痛吐泻，跌打损伤等症。

药物禁忌

寒性体质者忌服。

药材来源

积雪草为伞形科植物积雪草的干燥全草。

植物概说

积雪草茎细长，伏地延伸，节上生根。叶有长柄，肾圆形，边有钝齿，叶柄处有一缺口，故有破铜草等名。花淡红紫色，数朵生叶腋间。果小，扁圆形。

·药·材·加·工·

秋天、冬天采收，晒干。除去杂质，洗净，切段，晒干。

生境分布

积雪草生长于湿润的河岸、沼泽、草地中，主要分布于我国长江以南地区。

对症良方

附方一
配方： 鲜积雪草、鲜旱莲草、鲜青蒿各适量。
用法： 上药共捣烂取汁，用冷开水冲服。
主治： 外感暑热、鼻咽。
附方二
配方： 鲜积雪草。
用法： 洗净捣烂，掺红糖敷之。
主治： 睑腺炎。
附方三
配方： 积雪草五钱，当归（酒洗）、栀子仁（酒炒）、蒲黄（炒）、黄连（炒）、条黄芩（酒炒）、生地黄（酒洗）、陈槐花（炒）各一钱。
用法： 上部加藕节一钱五分，下部加地榆一钱五分，水二钟，煎一钟服，神效。
主治： 呕吐诸血，便血，妇人崩中。

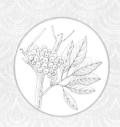

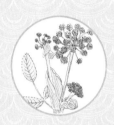

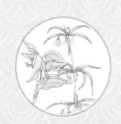

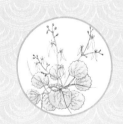

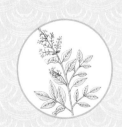

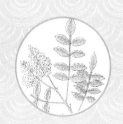

止血良药

以制止人体各种出血症状为主要作用的药物。部分止血药还有止痛消肿、收敛化瘀、解毒清肝等功效。

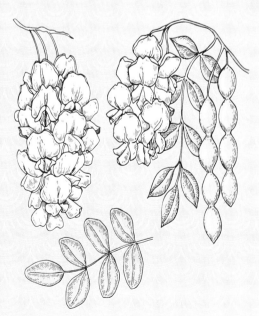

地榆

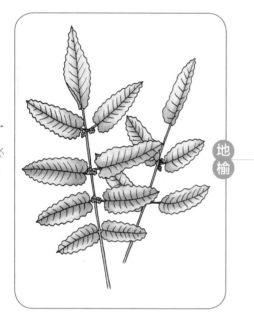

地榆

别　名

玉扎、山枣子、紫地榆、红地榆。

性味归经

性微寒，味苦、酸。归肝、大肠经。

功效主治

凉血止血，泻火敛疮。主治便血，血痢，痔疮出血，尿血，崩漏，烫伤，皮肤溃烂等症。

药物禁忌

虚寒性出血与大面积烧伤者忌服。

药材来源

地榆为多年生草本植物地榆的干燥根。

植物概说

地榆的根粗壮，多呈纺锤形，表面棕褐色或紫褐色。茎直立，上部分枝。单数羽状复叶，基生叶比茎生叶大，有长柄；茎生叶互生，几乎无柄，椭圆形。花小，无花瓣，夏天茎顶开暗紫红色小花，密集成顶生的圆柱形穗状花序。瘦果椭圆形，棕色。

·药材加工·

春天发芽前或秋天枯萎前后挖出，晒干，或趁鲜切片干燥。炮制时去除杂质和残茎，稍浸、润透，切厚片后干燥待用。

生境分布

地榆多生长于山坡草地、疏林下及灌木丛中，分布于辽宁、黑龙江、山西、河北、甘肃等地。

对症良方

附方一

配方： 秦艽、桃仁、皂角子（烧存性）各一两，当归尾、泽泻、枳实、白术各五钱，地榆三钱。

用法： 共研为细末，和桃仁泥研匀，煎熟汤打面糊做丸，如芡实一般大，每次服五十至七十丸，空腹白开水送下。

主治： 痔疮有脓血，大便燥结，疼痛难忍。

附方二

配方： 槐角（炒）一两，地榆、酒当归（焙）、防风各八两，黄芩、枳壳（麸炒）各半斤。

用法： 上药为末，酒糊为丸，如梧桐子大。每服三十丸，米饮送下，不拘时候，久服。

主治： 肠风疮内小虫，肠风下血。

附方三

配方： 地榆三两，米醋一升。

用法： 煮十余沸，去滓，食前稍热服一合。

主治： 男女吐血。

鸡冠花

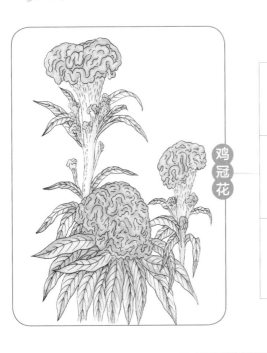

鸡冠花

别名

鸡公花、鸡角枪、鸡髻花。

性味归经

性凉，味甘、涩。归肝、大肠经。

功效主治

凉血止血，止痢，止带。主治功能性子宫出血，白带过多，血热漏下，阴道滴虫等症。

药物禁忌

体虚者、胃寒者忌服。

药材来源

鸡冠花为苋科植物鸡冠花的干燥花序。

植物概说

鸡冠花茎直立，粗壮。单叶互生，长椭圆形至卵状披针形，先端渐尖，全缘，基部渐狭而成叶柄。花色多样，有紫、红、淡红、黄或杂色等，穗状花序多变异，生于茎的先端或分枝的末端，常呈鸡冠状。胞果成熟时横裂，内有黑色细小种子2至数粒。花序充分长大，并有部分果实成熟时，剪下花序，晒干备用。

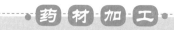

药材加工

夏末秋初时采收。除去杂质及残茎，晒干。

生境分布

鸡冠花多为栽培，生长于阳光充足且干燥的环境中，分布于河北、天津、北京、山东、江苏、上海、湖北、河南等地。

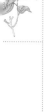

对症良方

附方一
配方： 冬术五钱，茯苓、红鸡冠花各三钱，车前子一钱五分。
用法： 水煎服。
主治： 白带。

附方二
配方： 红鸡冠花。
用法： 晒干为末，每服二钱，空心酒调下。忌鱼腥猪肉。
主治： 经水不止。

附方三
配方： 白鸡冠花、苦壶卢各等份。
用法： 上药烧存性，空心火酒服之。
主治： 白带沙淋。

附方四
配方： 鲜白鸡冠花五至八钱（干者二至五钱），猪肺（不可灌水）。
用法： 冲开水约炖一小时许，饭后分二或三次服。
主治： 咳血，吐血。

白茅根

中医视频课

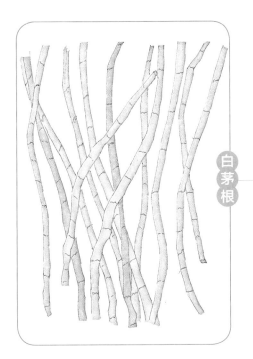

白茅根

别　名

甜草根、茅根、茅草根。

性味归经

性寒，味甘。归心、肺、胃、膀胱经。

功效主治

凉血止血，清热利尿。主治血热吐血，尿血，热病烦渴，水肿，热淋涩痛，急性肾炎水肿等症。

药物禁忌

脾胃虚弱者忌服。

227

药材来源

白茅根为禾本科植物白茅的干燥根茎。

植物概说

白茅地下有白色、细长、有节的根茎，节上有褐色鳞片和细根。秆丛生，直立，节上有长柔毛。叶多集生于基部，叶片扁平线形。春夏开花，花序圆柱状生于秆顶，密生银白色长柔毛（即白茅花）。新鲜根茎有甜味。

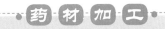

·药·材·加·工·

春天、秋天采挖。除去须根和叶鞘，洗净，鲜用或扎把晒干。

生境分布

白茅多生长于山坡、路旁及草地上，分布于我国各地。

对症良方

附方一

配方: 白茅根一握。

用法: 水煎服。

主治: 吐血不止。

附方二

配方: 白茅根、芍药、木通、车前子各三两,滑石、黄芩各一两五钱,乱发(烧灰)、冬葵子(微炒)各五钱。

用法: 上八味捣筛,每服三钱。水煎温服,日三服。

主治: 血淋。

附方三

配方: 白茅根四升,水一斗五升。

用法: 煮取五升,适冷暖饮之,日三服。

主治: 小便热淋。

小蓟

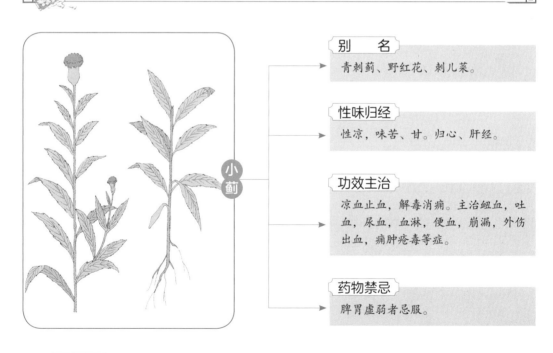

别名

青刺蓟、野红花、刺儿菜。

性味归经

性凉,味苦、甘。归心、肝经。

功效主治

凉血止血,解毒消痈。主治衄血,吐血,尿血,血淋,便血,崩漏,外伤出血,痈肿疮毒等症。

药物禁忌

脾胃虚弱者忌服。

药材来源

小蓟为菊科植物刺儿菜的带花全草,花、叶、根、茎皆可入药。

植物概说

刺儿菜地下有长匍匐根。根粗壮，圆柱形，有分枝。茎直立，被白柔毛。叶互生，叶片长椭圆状披针形，先端尖，基部渐狭或圆状，边缘有锯齿及针刺，两面有疏密不等的白色蛛丝状毛。头状花序，淡紫色，平生于枝顶。瘦果椭圆形或长卵形，无毛。

· 药 · 材 · 加 · 工 ·

夏天盛花期采收。割取全草，除去杂质，洗净，稍润，切段，晒干。

生境分布

刺儿菜多生长于丘陵、山坡、平原、河旁或田间，分布于我国各地。

对症良方

附方一

配方： 小蓟、蒲黄、藕节、滑石、木通、当归、炙甘草、栀子（炒黑）、淡竹叶各半两，生地四两。

用法： 研成粗末，每次用四钱，水煎温服。

主治： 小便次数多且赤涩热痛。

附方二

配方： 荷叶、侧柏叶、大蓟、小蓟、茅根、茜根、山栀子、大黄、牡丹皮、棕榈皮各等份。

用法： 上药各烧灰存性，研极细末，用纸包，碗盖于地上一夕，出火毒。用时先将白藕捣汁或萝卜汁磨京墨半碗，调服五钱，食后服下。

主治： 呕血咯血，血色鲜红，来势急暴。

附方三

配方： 小蓟叶。

用法： 上药捣汁，温服一升。

主治： 卒泻鲜血。

附方四

配方： 生藕汁、生牛蒡汁、生地黄汁、小蓟根汁各二合，白蜜一匙。

用法： 上药相和，搅令匀，不计时候，细细呷之。

主治： 心热吐血口干。

蒲黄

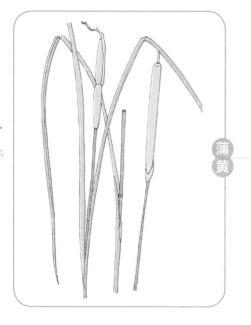

别 名
▶ 蒲厘花粉、蒲棒花粉、蒲草黄、蒲花。

性味归经
▶ 性平，味甘、微辛。归肝、心、脾经。

功效主治
▶ 止血化瘀，通淋利尿。主治咯血，衄血，崩漏，外伤出血，经闭腹痛，血淋涩痛等症。

药物禁忌
▶ 孕妇慎用。

蒲黄

药材来源

　　蒲黄为香蒲科植物狭叶香蒲、宽叶香蒲、东方香蒲和长苞香蒲的花粉。

植物概说

　　狭叶香蒲是多年生草本植物。根茎匍匐，须根较多。叶扁平，质稍厚而柔。穗状花序长圆柱形。坚果细小，无槽，不开裂，外果皮不分离。

·药·材·加·工·

夏天采收蒲棒上部的黄色雄花序，晒干后揉碎，筛去杂质。

生境分布

　　狭叶香蒲多生于河流两岸、池沼等浅水中，分布于华北、东北、华东、西北及河南、广西、四川、云南等地。

对症良方

附方一

配方： 小茴香七粒，炮姜二分，川芎、延胡索、肉桂各一钱，没药、赤芍、炒五灵脂各二钱，当归、蒲黄各三钱。

用法： 水煎服。

主治： 少腹胀满，月经一月三五次，经色紫或黑，或有块，月经期腰酸少腹胀，或崩漏兼少腹疼痛，或有白带，或带色粉红。

附方二

配方： 蒲黄三两（微炒），龙骨二两半，艾叶一两。

用法： 上三味，捣罗为末，炼蜜和丸，梧桐子大。每服二十九，煎米饮下，艾汤下亦得，日再。

主治： 妇人月候过多，血伤漏下不止。

附方三

配方： 蒲黄一两。

用法： 捣为散，每服三钱，温酒或冷水调。

主治： 吐血，唾血。

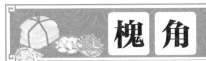
槐角

中医视频课

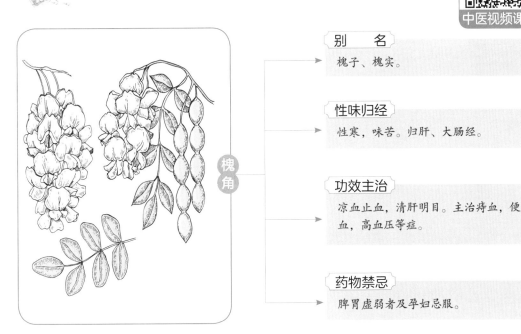

别　名

槐子、槐实。

性味归经

性寒，味苦。归肝、大肠经。

功效主治

凉血止血，清肝明目。主治痔血，便血，高血压等症。

药物禁忌

脾胃虚弱者及孕妇忌服。

药材来源

槐角为豆科落叶乔木槐树的成熟果实。

植物概说

槐树皮粗糙纵裂，内皮鲜黄色，有臭气；幼枝绿色，皮孔明显。羽状复叶互生，卵状长圆形或卵状披针形，表面深绿色，无毛，背面苍白色，贴生短细毛。花蝶形，黄白色。槐角长而有节，呈连珠状，绿色，无毛，肉质，不开裂。种子肾形。

·药·材·加·工·

槐角一般在冬天采收。除去杂质，进行干燥存储。

生境分布

槐树多生长于肥沃、排水良好的土壤中，分布于华北平原、黄土高原等地。

对症良方

附方一

配方：槐子（炒黄）、管仲（炒黄）各等份。

用法：共为末。每服五钱，用醽醋一钟煎，滚三五沸，去渣温服。

主治：血淋，妇人崩漏不止。

附方二

配方：当归尾一钱五分，生地、黄连、炒地榆、生侧柏各二钱，赤芍、枳壳、炒黄芩、炒荆芥各一钱，炒槐角三钱，升麻、甘草各五分，天花粉八分。

用法：水煎服，三四剂后，即痛止肿消。

主治：痔疮出血。

附方三

配方：槐角子三钱，车前、茯苓、木通各二钱，甘草七分。

用法：水煎服。

主治：小便尿血。

附方四

配方：槐角子四两（酒洗，炒），白芍药二两（醋炒），木香五钱（焙）。

用法：共为末。每早服三钱，白汤调下。

主治：赤痢毒血。

卷柏

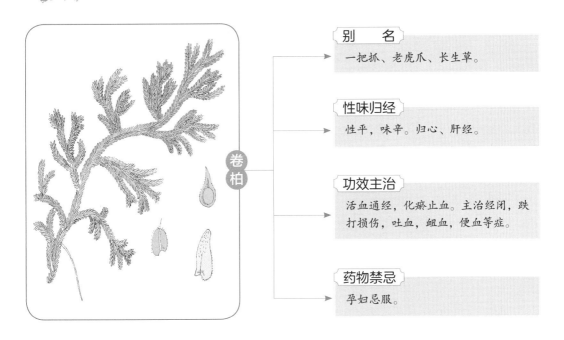

卷柏

别　名

一把抓、老虎爪、长生草。

性味归经

性平，味辛。归心、肝经。

功效主治

活血通经，化瘀止血。主治经闭，跌打损伤，吐血，衄血，便血等症。

药物禁忌

孕妇忌服。

药材来源

卷柏为卷柏科植物卷柏、垫状卷柏的干燥全草。

植物概说

卷柏全株成莲座状，干后向内卷缩，形如握拳。茎直立，下着须根，各枝扇状分枝至二至三回羽状分枝。叶小，异型，交互排列；侧叶斜展，长卵圆形。孢子囊穗生于枝的顶端，四棱柱形。

·药·材·加·工·

春天、秋天可采，春天为佳。剪去须根，晒干。

生境分布

卷柏多生长于岩石上，分布于全国各地。

对症良方

附方一

配方：柏子仁（炒，研）、牛膝（酒浸）、卷柏各五钱，泽兰、续断各三两，熟地黄一两。

用法：共研细末，用白蜜和匀做成丸药，如梧桐子大，每次服三十九（三钱），空心时米汤送下。

主治：血液枯少，形体羸瘦。

附方二

配方：卷柏、侧柏、棕榈各等份。

用法：烧存性为末。每服三钱，酒下，空心服。亦可和丸服。

主治：大便下血。

附方三

配方：卷柏、地榆（焙）各等份。

用法：每用一两，水一碗，煎数十沸，通口服。

主治：远年下血。

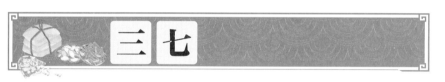
三七

中医视频课

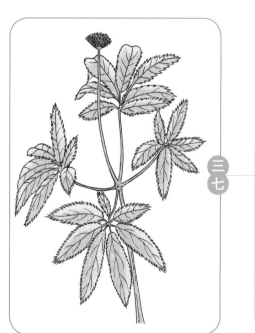

三七

别名
山漆、田七、参三七、金不换、人参三七。

性味归经
性温，味甘、微苦。归肝、胃、心、大肠经。

功效主治
散瘀止血，消肿止痛。主治各种内外出血症，瘀血阻滞之心腹刺痛，痛经，经闭，产后瘀血腹痛，跌打瘀痛，疮痈肿痛等症。

药物禁忌
孕妇忌服。

药材来源

三七为五加科植物三七的干燥根。

植物概说

三七主根粗壮，肉质，倒圆锥形或短圆柱形，外皮黄绿色或黄棕色，有数条支根，顶端有短的根茎，根茎横生。茎直立，圆柱形，无毛。叶轮生；小叶片椭圆形或长圆状倒卵形，先端尖，基部狭，边缘有锯齿，两齿间有刺状毛，两面沿叶脉疏生刺状毛。花黄白色，组成伞形花序单生于枝顶。果实肾形，成熟时红色。种子球形，种皮白色。

药·材·加·工

秋天开花前采挖为宜。除去杂质，切除茎基、支根、须根，晒干，用时捣碎。

生境分布

三七多为栽培，生长于山坡林荫下，分布于云南、广西、四川、湖北、江西、广东、福建、浙江等地。

对症良方

附方一
配方：生龙骨、生牡蛎、萸肉各一两，三七二钱。
用法：水煎服。
主治：咳血吐血，血色暗淡，面色萎黄。

附方二
配方：生地、当归各一两，川芎、元参各五钱，黄芩、三七各三钱，甘草、荆芥各一钱。
用法：水煎服。
主治：吐血。

附方三
配方：三七三钱。
用法：研末，米泔水调服。
主治：赤痢血痢。

大蓟

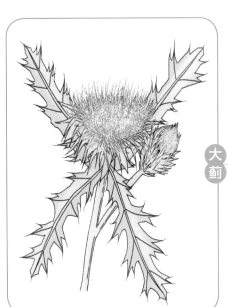

别　名

老虎刺、刺青菜。

性味归经

性凉，味甘、苦。归心、肝经。

功效主治

凉血止血，散瘀消痈。主治血热吐衄，尿血，崩漏，疮痈肿毒等症。

药物禁忌

脾胃虚弱者忌服。

药材来源

大蓟为菊科植物，全草及根可入药。

植物概说

大蓟根肉质，圆锥状。茎直立，有纵条纹，幼时密被白色柔毛。根生叶较大，丛生；茎生叶互生，愈往上愈小；叶片长椭圆形，先端尖，羽状深裂，裂片再浅裂，边缘齿状，齿顶生刺。花紫红色，头状花序顶生或近顶生。瘦果椭圆形，略扁，顶端有白色羽状冠毛。

药材加工

夏天割取地上部分，鲜用或晒干。秋天挖根，晒干。除去杂质，洗净，润透，切断，干燥。

生境分布

大蓟多生长于路旁、山野间及荒地处，分布于浙江、江苏、四川等地。

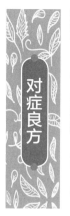

附方一

配方： 大蓟。

用法： 同乳香、枯矾（末），以酒服下，取汗。

主治： 各种疮，如恶疮、疔疮、热疮、手疮、足疮、杨梅疮、疥癣等。

附方二

配方： 大蓟鲜品适量。

用法： 捣烂，敷于患处。

主治： 外伤出血，疮疖肿痛。

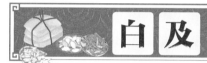

白及

中医视频课

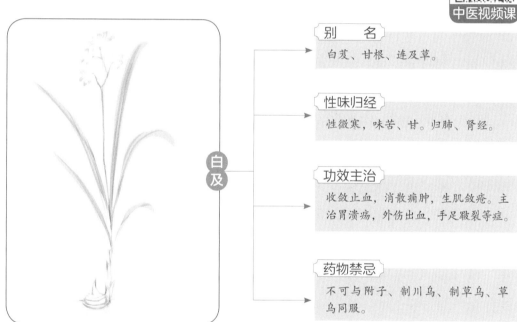

白及

别　名

白芨、甘根、连及草。

性味归经

性微寒，味苦、甘。归肺、肾经。

功效主治

收敛止血，消散痈肿，生肌敛疮。主治胃溃疡，外伤出血，手足皲裂等症。

药物禁忌

不可与附子、制川乌、制草乌、草乌同服。

237

药材来源

白及为兰科植物白及的干燥块茎。

植物概说

白及块茎扁球形，上面有数圈同心环节，肉质，白色，有线状须根。茎粗壮，直立。叶互生，叶片披针形或宽披针形，先端渐尖，基部有管状鞘抱茎，边缘全缘，两面均无毛。花玫瑰紫色或淡红色，总状花序。果实长柱形。种子多数，细小如粉末状。

药材加工

秋天采挖。除去须根，洗净，蒸或煮透至无白心，晒至表面干硬，用硫黄熏一夜后晒干，筛去杂质，洗净闷润透，切薄片干燥待用。

生境分布

白及生长于林下阴湿处或山坡草丛中，分布于华东、中南、西南及甘肃、陕西等地。

对症良方

附方一

配方： 白及、阿胶、款冬花、紫苑各等份。

用法： 水煎服。

主治： 肺痿。

附方二

配方： 白及、芙蓉叶、大黄、黄柏、五倍子。

用法： 上为末，用水调搽四周。

主治： 一切疮疖痈疽。

附方三

配方： 白及。

用法： 研细末掺之。

主治： 刀斧损伤肌肉、出血不止。

附方四

配方： 白及一两，枇杷叶（去毛，蜜炙）、藕节各五钱。

用法： 上为细末，另以阿胶五钱，锉如豆大，蛤粉炒成珠，生地黄自然汁调之，火上炖化，入前药为丸如龙眼大。每服一丸，噙化。

主治： 咯血。

茜草

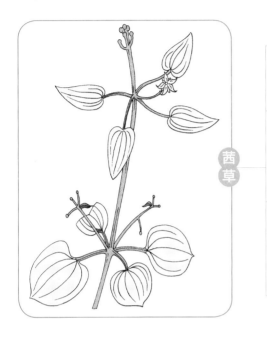

别　名

红内消、血见愁、血茜草。

性味归经

性寒，味苦。归肝、心经。

功效主治

凉血止血，行血祛瘀。主治各种出血症，妇女经闭，月经不调，产后恶露不下，跌打损伤，关节疼痛，痈疽初起等症。

药物禁忌

脾胃虚弱、血虚发热者忌服。

药材来源

茜草为茜草科植物茜草的干燥根及根茎。

植物概说

茜草根细长，金黄色或橙红色。茎方形，具四棱，疏生细倒刺。叶有长柄，卵形或卵状披针形，先端渐尖；基部心形，全缘；叶柄、叶缘和叶反面均有细刺。花小，淡黄色，排成圆锥状聚伞花序。结球形肉质浆果，成熟时黑色。

·药·材·加·工·

秋天采挖。除去泥土，晒干。

生境分布

茜草生长于原野、山地的林边、灌丛中，主要分布于陕西、河北、河南、山东等地，甘肃、山西、辽宁、湖北、江苏、浙江、广东、广西、四川等地也有分布。其中陕西、河南的产量较大，品质较好。

对症良方

附方一

配方： 炒白术一两，生黄芪六钱，煅龙骨、煅牡蛎、山萸肉各八钱，生白芍、海螵蛸各四钱，茜草三钱，棕榈炭二钱，五倍子五分。

用法：（研末冲）水煎服。

主治： 心悸气短，月经过多。

附方二

配方： 茜根一两。

用法： 上药煎酒服，一日即通，甚效。

主治： 女子经水不通。

附方三

配方： 忍冬藤二两，紫花地丁一两，贝母、甘菊花、茜草、天花粉、桔梗各三钱，黄柏一钱。

用法： 水煎服。一剂轻，二剂消，三剂痊愈。

主治： 背痈。

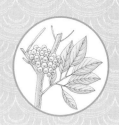

安神良药

以宁心安神为主要作用的药物。可分为重镇安神药和滋养安神药。

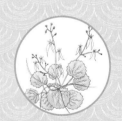

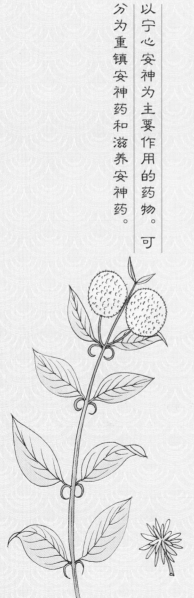

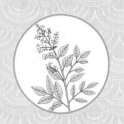

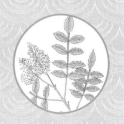

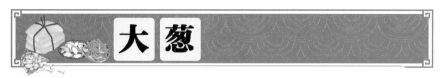

大葱

中医视频课

大葱

别　名

大葱，香葱，细香葱，小葱，四季葱。

性味归经

性温，味辛。归肺、胃经。

功效主治

发汗解表，通阳利尿。主治伤寒头痛，霍乱转筋等症。

药物禁忌

表虚多汗者忌服。

药材来源

百合科植物葱的鳞茎或全草入药。

植物概说

葱为多年生草本植物。鳞茎圆柱形，先端稍肥大，鳞叶成层，白色，上具白色纵纹。叶基生，圆柱形，绿色，具纵纹。花茎自叶丛抽出，通常单一，中央部膨大。伞形花序圆球状。总苞膜质，卵形或卵状披针形。具白色纵纹。

> **药材加工**
>
> 全年四季可采。采挖后，切去须根及叶，用时剥去外膜。

生境分布

葱以栽培为主，全国各地均有分布。

对症良方

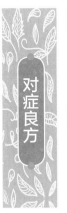

附方一

配方：葱白二十茎，大枣二十枚。

用法：以水二升半，煮取一升，去滓，顿服之。

主治：霍乱烦躁。

附方二

配方：连须葱白半斤，生姜二两。

用法：水煮温服。

主治：伤寒头痛。

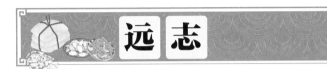

远志

中医视频课

别名

细草、蓑绕、小草根。

性味归经

性微温，味辛、苦。归心、肾、肺经。

功效主治

宁心安神、祛痰消肿。主治失眠多梦，健忘惊悸，神志恍惚，咳痰不爽等症。

药物禁忌

心肾有火及阴虚阳亢者忌服。

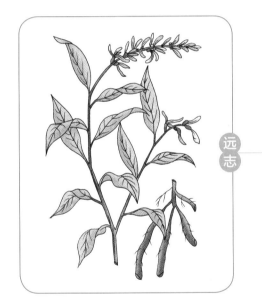

药材来源

远志为远志科植物远志和西伯利亚远志的干燥根。

植物概说

远志根呈圆柱形，长而微弯。茎直立或斜生，多数，由基部丛生，细柱形，质坚硬。总状花序偏侧状，通常稍弯曲。花呈淡蓝紫色，花梗细弱，苞片极小，易脱落。

远志多生长于草原、山坡草地、灌丛中及杂木林下，主要分布于山西、陕西、河北、河南、山东、内蒙古、安徽、湖北、吉林、辽宁等地。

·药·材·加·工·

冬天地上部分枯萎后挖根，烘八成干，堆放至表皮变软后烘全干。除去杂质，洗净，润透，切段，干燥。

对症良方

附方一

配方： 桑螵蛸、人参、茯神、龙骨、龟甲、菖蒲、远志、当归各一两。

用法： 研为细末，临卧时用人参汤送下二钱。或水煎服。

主治： 小便频数，心神恍惚。

附方二

配方： 远志、甘草（水煮）各半斤，茯神、益智仁各二两。

用法： 上药研末，酒糊丸梧子大，每空心枣汤服五十丸。

主治： 小便为浊。

附方三

配方： 龟甲、龙骨、远志、石菖蒲各等份。

用法： 上药研为末，酒服方寸匕，日三。亦可蜜丸，每服二钱，黄酒送服。

主治： 惊悸失眠，心神不安。

附方四

配方： 远志（去心）。

用法： 捣罗为细散，每用半字，先含水满口，即搐药入鼻中，仍揉痛处。

主治： 脑风头痛。

附方五

配方： 菖蒲、远志（去心）、茯苓各二分，人参三两。

用法： 上四味，捣下筛，服方寸匕，后食，日三，蜜和丸如梧桐子大，服六七丸，日五，亦得。

主治： 心气不足，五脏不足，甚者忧愁悲伤不乐。

合欢皮

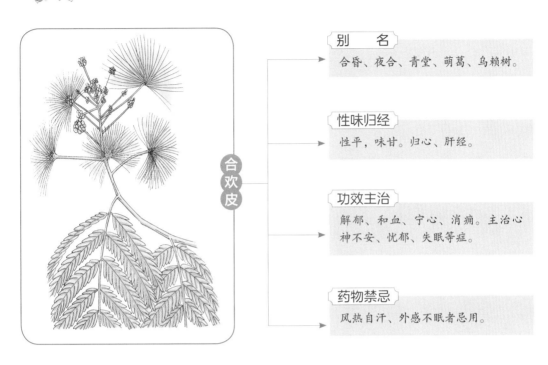

合欢皮

别　名

合昏、夜合、青堂、萌葛、乌赖树。

性味归经

性平，味甘。归心、肝经。

功效主治

解郁、和血、宁心、消痈。主治心神不安、忧郁、失眠等症。

药物禁忌

风热自汗、外感不眠者忌用。

245

药材来源

合欢皮为豆科植物合欢的干燥树皮。

植物概说

合欢为落叶乔木。树皮灰色，偶数羽状复叶，小叶对生，白天对开，夜间合拢。花萼和花瓣黄绿色，花丝粉红色，荚果扁平。嫩叶可食，木材可供制造家具等。花为头状花序，细长而弯曲，皱缩成团，淡黄棕色或淡黄褐色，气微香。合欢皮呈卷曲筒状或半筒状，灰棕色或灰褐色，质坚硬，易折断，气微香。

·药·材·加·工·

多于夏天、秋天剥取，晒干而成。

生境分布

合欢喜温暖湿润的环境，多生长于山坡上，主要分布于河北、河南、湖北等地。

对症良方

附方一
配方：合欢皮一掌大。
用法：水三升，煮取一半，分二服。
主治：肺痈唾浊，心胸甲错。

附方二
配方：合欢皮（去粗皮，炒黑色）四两，芥菜子（炒）一两。
用法：为末。每服二钱，温酒卧时服，以滓敷之。
主治：扑损折骨。

柏子仁

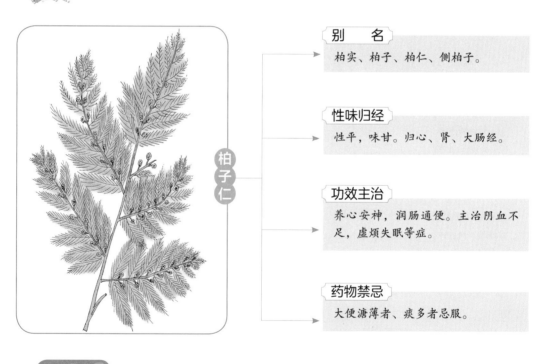

柏子仁

别　名

柏实、柏子、柏仁、侧柏子。

性味归经

性平，味甘。归心、肾、大肠经。

功效主治

养心安神，润肠通便。主治阴血不足，虚烦失眠等症。

药物禁忌

大便溏薄者、痰多者忌服。

药材来源

柏子仁为柏科植物侧柏的干燥成熟种仁。

植物概说

侧柏为常绿乔木。树皮较薄，浅灰褐色，纵裂成条片。叶鳞形，交互对生，两侧的叶折覆着上下之叶的基部两侧，呈龙骨状。雌雄同株。种子卵圆形或长卵形，灰褐色或紫褐色，无翅或有棱脊，种脐大而明显。

· 药 · 材 · 加 · 工 ·

秋天、冬天采收成熟球果，晒干，除去种皮，收集种仁。

生境分布

侧柏生长于湿润肥沃的地方，全国各地均有分布。

对症良方

附方一

配方： 黄芪（炙）、白茯苓、茯神、半夏、当归、川芎各半两，远志（取肉，姜汁淹焙）、辣桂、柏子仁、酸枣仁（浸，去皮，隔纸炒香）、北五味子、人参各一分，炙甘草四钱。

用法： 上为粗末，每服三钱，加姜五片、大枣二枚，煎，食前服。

主治： 神思恍惚，心悸易惊，失眠健忘。

附方二

配方： 柏子 14 个。

用法： 捶碎，囊贮浸好酒三盏，煎八分服，温水调服一钱。

主治： 小儿躯啼。

附方三

配方： 柏子仁。

用法： 为末，温水调服一钱。

主治： 惊痫腹满。

附方四

配方： 柏子仁（炒，另研）、牛膝、卷柏各五钱（一作各二两），泽兰叶、川续断各二两，熟地黄三两。

用法： 研为细末，炼蜜和丸如梧桐子大。每服三十丸，空腹时米饮送下，兼服泽兰汤。

主治： 血虚有火，月经耗损，渐至不通。

中医视频课

大枣

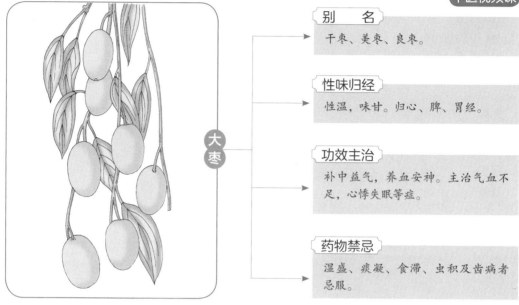

大枣

别　名

干枣、美枣、良枣。

性味归经

性温，味甘。归心、脾、胃经。

功效主治

补中益气，养血安神。主治气血不足，心悸失眠等症。

药物禁忌

湿盛、痰凝、食滞、虫积及齿病者忌服。

药材来源

大枣为鼠李科植物枣树的成熟果实。

植物概说

枣树为灌木或小乔木，长枝平滑，幼枝纤细。叶卵形，花黄绿色，单生或密集成腋生聚伞花序。大枣呈圆形或椭圆形，表面暗红色，有光泽，有不规则皱纹，基部凹陷，有短果柄。外果皮薄，中果皮棕黄色或淡褐色，肉质，柔软，富糖性而油润。以色红、肉厚、饱满、核小、味甜者为佳。

·药·材·加·工·

秋天果实成熟时采收。除去杂质，洗净，晒干。

生境分布

枣树喜干燥、冷凉的环境，多生长于山坡、丘陵、平原及路边，全国各地均有分布。

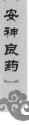

对症良方

附方一

配方： 甘草三两，小麦一斤，大枣十枚。

用法： 上三味，以水六升，煮取三升，分温三服。

主治： 心中烦乱，睡眠不安。

附方二

配方： 大枣十四枚，葱白七茎。

用法： 以水三升，煮取一升，顿服。

主治： 烦闷不眠。

钩藤

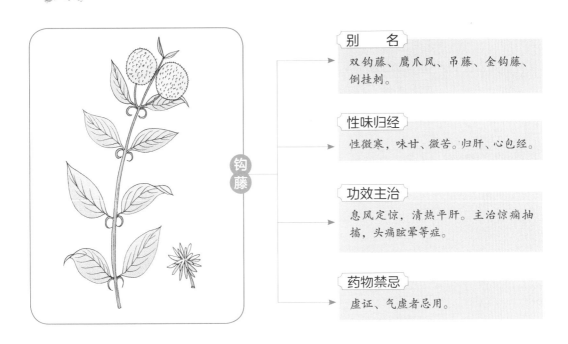

别名

双钩藤、鹰爪风、吊藤、金钩藤、倒挂刺。

性味归经

性微寒，味甘、微苦。归肝、心包经。

功效主治

息风定惊，清热平肝。主治惊痫抽搐，头痛眩晕等症。

药物禁忌

虚证、气虚者忌用。

药材来源

钩藤为茜草科植物钩藤、华钩藤、大叶钩藤的干燥带钩茎枝。

植物概说

钩藤茎枝呈圆柱形或类方柱形，表面呈红棕色或紫红色，光滑无毛，一

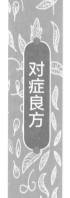

端有一环状的茎节，稍突起，节上有对生的两个弯钩，先端细尖，基部较阔。质坚韧，不易折断。气微，味淡。

春季发芽前或秋后嫩枝已长老时采收，剪去藤茎，晒干或置锅内蒸后再晒干。

生境分布

钩藤多生长于山谷溪边的疏林或灌丛中，主要分布于广西、广东、湖南、江西等地。

对症良方

附方一
配方： 钩藤一两，硝石半两，甘草（炙微赤，锉）一分。
用法： 上药捣罗为散，每服以温水调下半钱，日三四服。量儿大小，加减服之。
主治： 小儿惊热。

附方二
配方： 钩藤、桑根白皮（锉）、马牙硝各一两，栀子仁、甘草（炙）各三分，大黄（锉，炒）、黄芩（去黑心）各一两半。
用法： 上七味，粗捣筛。每服三钱，水一盏，竹叶三七片，煎至六分，去滓，下生地黄汁一合，搅匀，食后温服。
主治： 伤寒头痛壮热，鼻衄不止。